中国医学临床百家·病例精解

中国医科大学附属第一医院

核医学科临床诊疗 病例精解

李亚明 主编

科学技术文献出版社
SCIENTIFIC AND TECHNICAL DOCUMENTATION PRESS
·北京·

图书在版编目（CIP）数据

中国医科大学附属第一医院核医学科临床诊疗病例精解/李亚明主编 . —北京：科学技术文献出版社，2019.4

ISBN 978-7-5189-5197-0

Ⅰ.①中… Ⅱ.①李… Ⅲ.①核医学 Ⅳ.①R81

中国版本图书馆 CIP 数据核字（2019）第 024037 号

中国医科大学附属第一医院核医学科临床诊疗病例精解

策划编辑：王梦莹　　责任编辑：彭　玉　王梦莹　　责任校对：张吲哚　　责任出版：张志平

出 版 者	科学技术文献出版社	
地　　址	北京市复兴路 15 号　邮编 100038	
编 务 部	（010）58882938，58882087（传真）	
发 行 部	（010）58882868，58882870（传真）	
邮 购 部	（010）58882873	
官 方 网 址	www.stdp.com.cn	
发 行 者	科学技术文献出版社发行　全国各地新华书店经销	
印 刷 者	北京虎彩文化传播有限公司	
版　　次	2019 年 4 月第 1 版　2019 年 4 月第 1 次印刷	
开　　本	787×1092　1/16	
字　　数	205 千	
印　　张	17.75	
书　　号	ISBN 978-7-5189-5197-0	
定　　价	118.00 元	

《中国医科大学附属第一医院核医学科临床诊疗病例精解》

编 委 会

主 编 简 介

李亚明教授，医学博士，主任医师，硕士、博士研究生导师，享受国务院政府特殊津贴专家，国之名医（卓越建树），辽宁省名医，辽宁省普通高等学校本科教学名师，辽宁省优秀科技工作者，中国医科大学附属第一医院核医学科主任，中国医科大学影像医学研究所副所长；现任中华医学会核医学分会第十一届委员会前任主任委员，中国医师协会核医学分会副会长，中国核学会核医学分会候任理事长，中国核医学产业技术创新联盟理事会理事长，东亚核医学联合会主席，美国核医学院（ACNM）荣誉 Fellow（FACNM），美国核医学与分子影像学会（SNMMI）会员，中华核医学与分子影像杂志副总编辑；以特别研究员身份赴日研究，获"亚大地区杰出青年研究者"奖；担任教育部普通高等教育"十一五""十二五"国家级规划教材主编，主审、共同主编、副主编、参编多部规划教材；主审、主编、参编多部专著，主持中华医学会教学改革课题、辽宁省教育科学"十二五"规划课题教学课题，获辽宁省视频公开课建设项目；主持国家自然基金、教育部博士点基金、教育部归国留学基金、省市基金等科学研究课题多项，获辽宁省政府科技进步二等奖、辽宁省

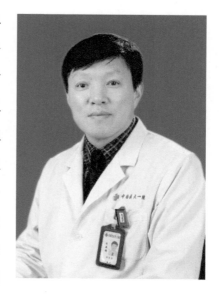

自然科学学术成果一等奖等多项奖励；主持国际多中心核医学临床研究两项；主持 PET、PET/CT 临床试验两项；牵头编写多部核医学规范、指南、专家共识等；培养硕士、博士研究生 70 余人。

前　言

　　病例文献是临床医生经验传承、快速提高广大临床医生临床诊疗水平的重要工具，科学技术文献出版社联合名院名医精心编写倾力打造以临床病例为学习路径的大型出版工程——《临床病例与分析》书系。每本书精选临床典型病例，深入剖析权威专家诊疗思维及诊治技巧，全面系统阐述常见病、疑难病及罕见病等诊疗方案，以不断提高临床医生诊疗技巧。本书系临床实用的参考书，希望通过高端学术观点和专家病例的结合，使临床中青年医生更系统、更深入地学到专业知识，指导广大临床医生快速掌握本领域的新理论、新观点、新进展，并能正确地应用于临床实践，切实提高诊疗水平。

　　《中国医科大学附属第一医院核医学科临床诊疗病例精解》一书作为中国医科大学附属第一医院临床病例丛书的一个分册，荟萃了核医学临床诊疗的典型病例及疑难病例，便于各层级医生学习和交流；本书所有病例均来自临床一线，从临床实际出发，指导临床医生提高临床技能，引导正确临床思维方式，全面提升个人诊疗水平，对读者具有很好地借鉴意义。病例与分析体现了诊疗思维和诊疗技能，是各层次医生相互学习的重要媒介，病例的学习能让临床医生快速掌握诊疗思路，提高诊疗水平。病例图书是重要的医学文献资源，其出版是病例文献的重要积累。

　　本书各位编委均为工作在医教研一线的学者、专家，在编写过程中大家有着高度的责任心，在此对编委们表示衷心感谢。中国医科大学附属第一医院核医学科的李雪娜等同志及科学技术文献出版社的领导和编辑在本书编辑、文稿校对、整理等工作中付出了辛勤努力，在此表示真诚的感谢。

　　由于水平有限，难免有不当之处，诚恳希望广大读者提出批评和改进意见，以便修订时加以完善和改正。

目　录

诊断篇

治疗篇

附录

诊 断 篇

001 烟雾病术前评估及疗效评价一例

📋 病历摘要

患者女性，38 岁。以"左侧上肢麻木 2 月余"为主诉入院。患者自述于 1991 年左侧脑出血，保守治疗后右足活动差，2014 年突然出现左侧肢体活动差，约 20 分钟后缓解，后行头颈 CTA 示左侧颈内动脉起始部纤细，以远显影纤细，烟雾病可能性大。DSA 示左侧大脑中动脉、双侧大脑前动脉纤细，符合烟雾病，未进一步诊治，2 个月前开始出现右侧上肢麻木，遂入院。

笔记

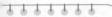

既往高血压病。

专科查体：神志清醒，查体合作，言语、视力无异常，双侧瞳孔调节反射及眼球运动无异常。双侧额纹，以及鼻唇沟对称，伸舌居中。颈强阴性。四肢肌力 V 级。生理反射存在，病理反射未引出。

临床诊断：烟雾病，高血压病 3 级。住院后术前行 SPECT 脑灌注显像提示双侧大脑多发脑灌注降低区，遂行左侧颞浅动脉 - 大脑中动脉搭桥术，颞肌脑贴敷术治疗。术后恢复良好，术后 1 周及 8 个月分别门诊复查 SPECT 脑灌注显像。术后 1 周较术前脑血流灌注降低情况明显恢复，术后 8 个月复查发现左侧大脑部分区域灌注再次降低，临床根据脑血流灌注结果，建议患者行 DSA 检查评估颅内血管情况，但患者拒绝。术前脑血流灌注显像影像表现（图 1 ～图 3）：左侧额叶、颞叶、枕叶、基底节、丘脑显像剂分布较对侧稀疏，双侧顶叶（左侧为著）显像剂分布稀疏，余部双侧脑组织显像剂分布基本对称、均匀。

影像诊断：左侧额叶、颞叶、枕叶、基底节、丘脑血流灌注量降低，双侧顶叶（左侧为著）血流灌注量降低。

术后 1 周脑血流灌注显像影像表现（图 4 ～图 6）：右侧额叶、右侧颞叶、左侧丘脑、左侧枕叶显像剂分布较对侧稀疏，余部双侧脑组织显像剂分布基本对称、均匀。

影像诊断：右侧额叶、右侧颞叶、左侧丘脑、左侧枕叶血流灌注量降低。

术后 8 个月脑血流灌注显像影像表现（图 7 ～图 9）：左侧额叶、颞叶、部分枕叶显像剂分布较对侧稀疏，余部双侧脑组织显像剂分布基本对称、均匀，未见确切异常显像剂分布区。

影像诊断：左侧额叶、颞叶、部分枕叶血流灌注量降低。

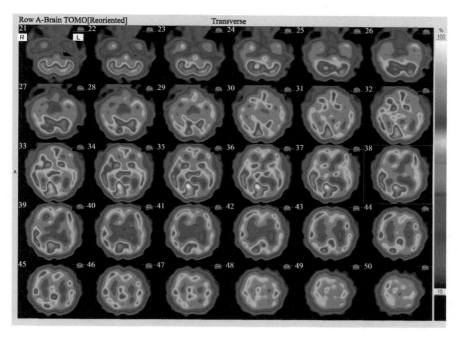

图 1 术前脑血流灌注显像 OM 线平行断层图像

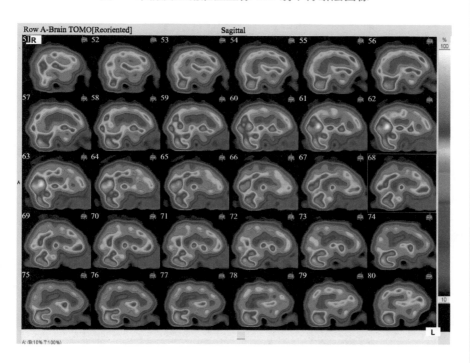

图 2 术前脑血流灌注显像矢状位断层图像

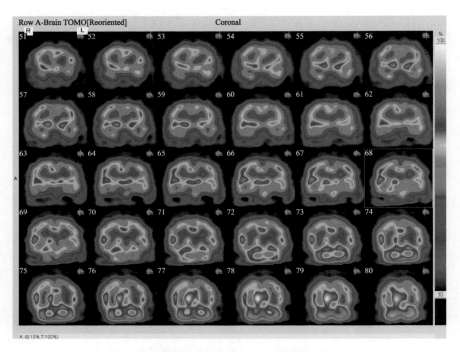

图 3　术前脑血流灌注显像冠状位断层图像

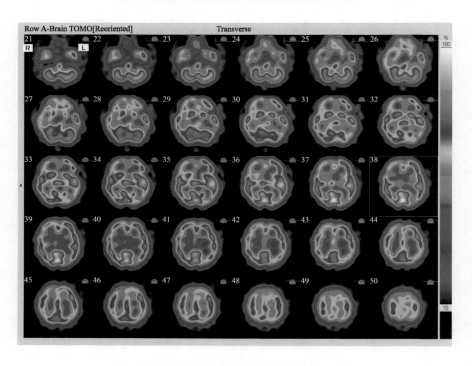

图 4　术后 1 周脑血流灌注显像 OM 线平行断层图像

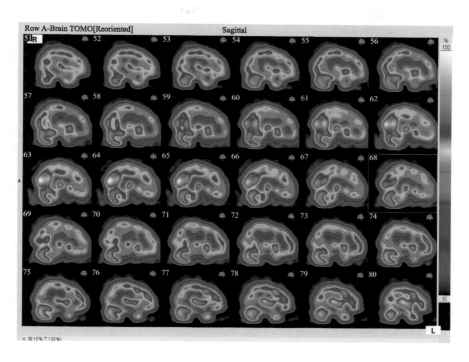

图 5　术后 1 周脑血流灌注显像矢状位断层图像

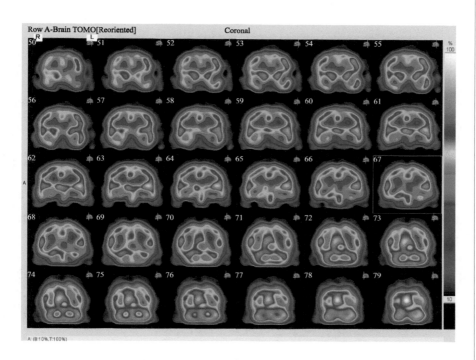

图 6　术后 1 周脑血流灌注显像冠状位断层图像

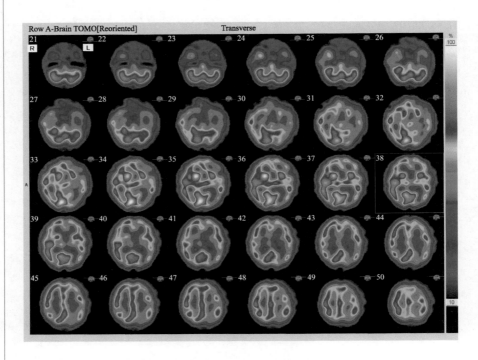

图 7　术后 8 个月脑血流灌注显像 OM 线平行断层图像

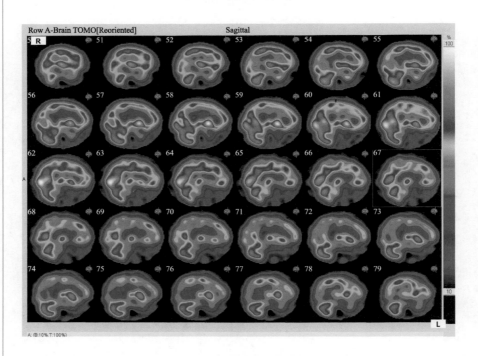

图 8　术后 8 个月脑血流灌注显像矢状位断层图像

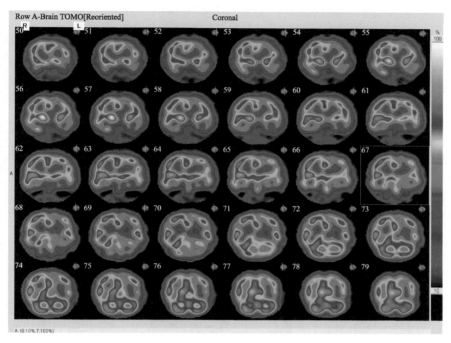

图 9　术后 8 个月脑血流灌注显像冠状位断层图像

病例分析

　　烟雾病又名 Moyamoya 病。Moyamoya 病或颅底异常血管网病，是一组以 Willis 环双侧主要分支血管（颈内动脉虹吸段及大脑前、中动脉，有时也包括大脑后动脉起始部）慢性进行性狭窄或闭塞，继发出现侧支异常的小血管网为特点的脑血管病。因脑血管造影时呈现许多密集成堆的小血管影，似吸烟时吐出的烟雾，故名烟雾病。烟雾病是缺血性卒中的常见原因之一，多见于亚洲黄种人，近年来在我国检出率也逐年增高。烟雾病患者缺血临床症状的发作多由于血流动力学改变而非血栓栓塞，长期处于脑"灌注贫乏"状态的烟雾病患者可出现一系列短暂性脑缺血症状，当脑血流进一步下降，脑血管扩张失代偿，则脑缺血区即发生不可逆损伤。

烟雾病临床症状及其严重程度决定于侧支循环的代偿效果，如果能够维持足够的脑血流灌注，则可能不出现临床症状，或只有短暂性脑缺血发作（TIA），或头痛。如果不能保持脑血流灌注，则症状严重，引起广泛脑损伤。体格检查须注意有无眼底水肿、肢体瘫痪、失语和脑膜刺激征。烟雾病的治疗包括药物治疗和手术治疗，手术治疗可以改善脑血流、减轻缺血性损伤的严重程度和降低发作频率，降低脑梗死的风险、改善术后的生活质量和脑功能的长期预后。根据目前证据的专家共识，对于烟雾病有脑缺血型临床表现亚型的患者，在改善血流动力学障碍方面的治疗策略上，直接搭桥手术或间接搭桥手术均有效。本病的预后多数情况下取决于疾病的自然发展，即与发病年龄、原发病因、病情轻重、脑组织损伤程度等因素有关。

目前采用国际上普遍接受的烟雾病诊断标准，即日本烟雾病研究会1997年制定的标准：病因未明且数字减影血管成像（DSA）或磁共振血管成像（MRA）表现符合颈内动脉末端及大脑前、中动脉起始段进行性狭窄和（或）闭塞，动脉显示异常的烟雾状血管网，病变为双侧性。同时要排除以下疾病：动脉粥样硬化、自身免疫性疾病、脑膜炎、脑肿瘤、唐氏综合征、脑外伤、放射线头部照射和甲亢等，可能的烟雾病（即儿童或成人的单侧病变）也需排除。

影像学检查是目前诊断烟雾病的主要手段。影像学检查中脑电图一般无特异性变化，无论是出血患者还是梗死患者，其脑电图的表现大致相同，均表现为病灶侧或两侧慢波增多，并有广泛的中、重度节律失调。烟雾病在CT扫描中可单独或合并出现以下几种表现。①多发性脑梗死。②继发性脑萎缩。③脑室扩大。④颅内出血。⑤强化CT扫描可见：基底动脉环显影不良或不显影、基底节区或大脑半球可见环形或蚯蚓状、分布不规则的异常血管团。磁共振（MRI）可显示烟雾病以下病理形态变化：①无论陈旧性还是新近性脑梗死。②颅内出血者在所有成像序列中均呈高信号。③局限性脑萎缩以额叶底部及颞叶最明显。④颅底部异常血管网因流空效应而呈蜂窝状或网状低信号血管影像。应用经颅多普勒超声（TCD）筛查能够发现更多缺血性和表现为非典型血管病临床症状的成年烟雾病患者。

在确诊方面，数字减影血管成像（DSA）仍然是最准确、可靠的诊断方法，磁共振成像/磁共振血管成像（MRI/MRA）可以对大部分烟雾病患者做出明确的诊断。但脑血管造影和 MRA 等均为形态学检查，只能证明血流是否通畅，而血流灌注区域的脑组织是否恢复正常功能，则缺乏客观证据，况且上述检查均有一定创伤性，治疗后不适宜反复应用。

目前临床多应用$^{99}Tc^m$ - ECD 进行简便的 SPECT 检查，结合半定量分析，可以客观地反映脑血流灌注状态。脑血流灌注断层显像是静脉注射分子量小、不带电荷且脂溶性高的显像剂，它们能通过正常血脑屏障进入脑细胞，随后在水解酶或脂解酶作用下转变为水溶性物质或经还原型谷胱甘肽作用分解成带电荷的次级产物，从而滞留在脑组织内；显像剂进入脑细胞的量与局部脑血流量 rCBF 成正相关。脑血流灌注显像本身与脑细胞功能代谢密不可分，脑血流灌注断层不仅代表血流灌注、同时也体现出血流灌注区域的脑细胞功能状态，如果血流重建术后仅仅血流通畅，但脑细胞长期缺氧致使细胞死亡，则同样会出现灌注缺损。

单光子发射型计算机断层成像（SPECT）作为一种比较成熟的检查方法，已在缺血性脑血管疾病中得到广泛的应用。虽然 SPECT 在形态学方面的评估价值不大，但其在脏器或病变血流方面的早期诊断中有着较高的特异性。脑血流灌注显像应用$^{99}Tc^m$ - ECD 作为脑血流灌注显像剂，$^{99}Tc^m$ - ECD 在脑内分布稳定，且其滞留量与

9

局部脑血流量成正比，能较好地反映局部脑血流情况，对缺血性脑血管病的诊断具有独特的临床价值。利用脑血流灌注 SPECT 显像对缺血型烟雾病脑血流动力学评估，可以有效地诊断和评估缺血的严重程度，以及对是否进行脑血管重建术具有指导意义，同时对烟雾病患者治疗方案的制定及疗效的评估方面起到了指导性的作用。

有研究表明，SPECT 显示的颅内缺血部位与数字减影血管造影（DSA）显示的受累血管供血区符合率为 85.7%，提示 SPECT 是一种诊断早期烟雾病的有效方式，在烟雾病患者手术疗效评价中具有重要意义。对 SPECT 方法的对比研究结果显示，84.62% 患者术后局部脑血流量较术前明显改善，与术后 MRI 符合率为 81.82%，与术后 DSA 符合率为 72.73%，表明 SPECT 脑血流灌注成像能较好地反映烟雾病患者术后脑血流量的变化情况，对烟雾病患者术后疗效的评价有一定的作用。

PET 脑灌注成像主要从分子水平反映组织的生理、生化及代谢改变，在血流灌注异常之前，即"代谢异常"阶段可发现病灶以达到早期诊断的目的。烟雾病患者术前与其他脑血管疾病一样，在 PET 上主要表现为血管分布区呈放射状减低或缺损，不具有特异性，但正电子发射型断层显像（PET）在烟雾病手术治疗的疗效预测方面具有很好地应用价值，当 PET 显示脑组织放射性分布减低时，积极手术可以明显改善该部位缺血状态；当 PET 显示放射性缺损时，则提示该部位脑组织已坏死，即使行血管重建术也无法恢复血供及改善神经功能。与脑代谢正常的烟雾病患者相比，代谢减低或缺损的患者其血管重建有效率更高，提示 PET 显示的脑代谢指标是手术效果判断的独立因素。

若想无创又精确反映脑血流同时反映脑细胞代谢活性，预测手术成功与疗效的最好办法是 PET 检查。PET 不仅能测量脑血流量，还可以测量氧代谢量、葡萄糖代谢量、脑血液量，但因 PET 检查价格昂贵，也不适宜反复进行。而$^{99}Tc^m$ – ECD SPECT 脑血流灌注断层显像结合半定量指标对评价烟雾病血管重建术的疗效不仅具有可反复进行、无创、准确、客观地重要价值，更重要的是与血管造影和 MRA 等以形态解剖学为主的检查形成互补，客观地反映血流灌注区域脑细胞的功能状态。因此对烟雾病的诊断、治疗效果评估及监测具有重要的应用价值。

🏥 病例点评

目前临床上有多种脑灌注成像用以准确评估烟雾病患者血运重建前后的脑血流情况，主要包括 CT 灌注成像、MRI 灌注成像、单光子发射型计算机断层显像（SPECT）、正电子发射型计算机断层显像（PET）。由于烟雾病患者术后血流动力学的改善远早于血管造影显示的新生血管形成，即手术后建立的侧支血管在术后初期可能由于吻合血管过于细小，CT、MRI 甚至 DSA 这些单纯的解剖成像方法均无法被识别。

该患者分别于术前、术后先后多次行脑血流灌注 ECT 显像，结果从术前多发脑灌注降低区，到术后不同程度、区域的再灌注恢复，较好地反映烟雾病患者术后脑血流量的变化情况，体现出ECT 脑灌注显像的独特诊断、评估优势。值得注意的是，术后两次的疗效评估在进行性脑灌注情况改善的基础上，也观察到不同受累区域在恢复过程中的不均衡、甚至灌注降低情况的反复，分析原因可能是手术治疗可迅速改善局部血流低灌注状态，部分区域效果不明显可能原因为术后需要一定时间重建血流通路，亦不能忽视存在局部血运再通效果欠佳致病情反复等情况，说明烟雾

笔记

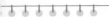

病术后恢复是一个复杂多变的过程，具体还需与临床其他相关检查综合分析。通过核素脑血流灌注显像可以及时监测发现问题，指导临床调整或补充治疗方案，为患者获得较好的临床治疗效果和预后提供方便有效的方法。

参考文献

1. 王璐. SPECT 脑血流灌注显像在烟雾病患者手术疗效评价中的意义. 兰州：兰州大学，2014.

2. 刘鹏，李德生，杨伟中，等. 脑硬脑膜颞浅动脉血管融通术治疗出血型烟雾病的疗效及其影响因素分析. 中国脑血管病杂志，2013，10（4）：169 – 173.

3. 刘兴利，薛静，高培毅，等. 烟雾病血管重建术前与术后脑灌注成像的研究进展. 中国脑血管病杂志，2015，12（11）：608 – 611.

002 阿尔茨海默病诊断及鉴别诊断评估一例

病历摘要

患者女性，67 岁。以"记忆力减退 5 年，加重 1 个月"为主诉入院。患者于 5 年前开始无明显诱因出现进行性记忆力减退，偶尔出现无法回忆起所放东西的位置。患者间断口服美金刚。近 3 个月中断口服药物，近 1 个月来，患者记忆力减退加重。为进一步诊治入院。

既往史：否认高血压、冠心病、糖尿病病史。否认家族性痴呆病史。

查体：一般生命体征平稳，心肺检查无异常。

专科查体: 神志清醒,查体合作,言语、发音正常。瞳孔等大正圆、反射正常。眼球各方向运动充分,无震颤。四肢肌力Ⅴ级,肌张力正常。生理反射存在,病理反射未引出。痛触觉、运动觉、位置觉、振动觉查体未见确切异常。指鼻试验查体配合不佳。临床初诊认知障碍,阿尔茨海默病可能性大。为协助诊断病因、鉴别诊断申请脑血流灌注显像。

辅助检查: 颅脑 CT 平扫(64 排)。检查所见:双侧大脑半球、小脑、脑干未见异常密度改变。脑室大小、脑池宽度未见明显扩大和缩小,脑沟、脑裂增宽。中线结构居中。CT 诊断:老年性脑改变。MR 增强 + 平扫检查所见:双侧大脑半球、小脑、脑干内未见异常信号影,脑沟池裂增深增宽,双侧海马形态正常,中线结构居中。增强扫描未见异常强化。诊断意见:脑萎缩。SPECT 脑血流灌注显像影像表现如下(图 10 ~ 图 13):

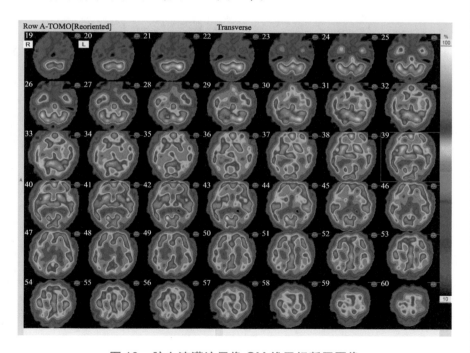

图 10 脑血流灌注显像 OM 线平行断层图像

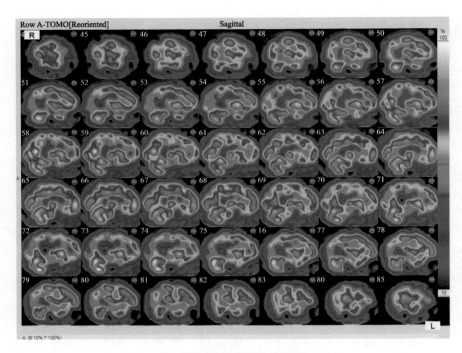

图 11　脑血流灌注显像矢状位断层图像

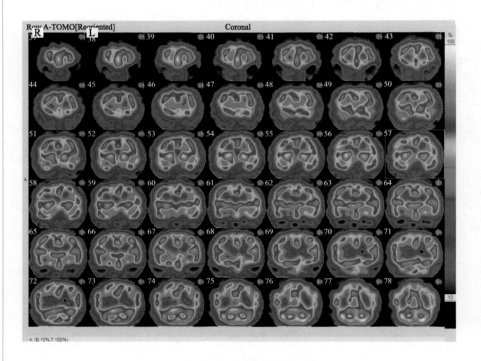

图 12　脑血流灌注显像冠状位断层图像

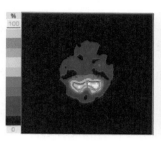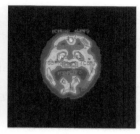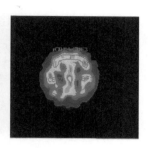

图 13 脑血流灌注显像 rCBF ROI 勾画图像

影像所见：双侧颞下回（左侧为著）、双侧顶叶显像剂分布稀疏，余部双侧脑组织显像剂分布基本对称、均匀，未见确切异常显像剂分布区。脑局部血流灌注量测定值：右颞叶：60.26ml/（100g·min）；左颞叶：54.60ml/（100g·min）；右顶叶：42.66ml/（100g·min）；左顶叶：46.14ml/（100g·min）。

影像诊断：双侧颞叶（左侧颞下回为著）、顶叶血流灌注量降低。

病例分析

阿尔茨海默病（AD）是老年人群最常见的进行性神经系统退行性疾病。随着人口老龄化的加剧，其发病率逐年升高。病因迄今未明。根据《2009 年世界阿尔茨海默病报告》数据，预计截至 2030 年全球阿尔茨海默病患者将达 65.70×10^6 例，截至 2050 年可能会有超过 1.315 亿人患有 AD。该病以记忆障碍、失语、失用、失认、视空间技能损伤、执行功能障碍，以及人格和行为改变等全面性痴呆为特征。随着年龄的增加，AD 的发病率会逐渐升高，65 岁以后的老年人患病率约为 5%，而到 85 岁以后 20%～50% 患有 AD。绝大多数患者未接受正规检查和诊断，因此未得到治疗，其中缺乏有效检测方法是最大障碍。迄今尚未发现一种足够准确的方法可以早期诊断并预测痴呆。

2011 年美国国家衰老研究所和阿尔茨海默病学会联合发布了最新的 AD 诊断指南（The National Institute on Aging and the Alzheimerion，NIA－AA），其中最大亮点就是把 AD 视为一个连续的疾病过程，分为三个阶段，即临床前期、临床早期和痴呆期，并对应的发布了三个诊断标准，分别为临床前 AD（presymptomatic AD，PCAD）标准、AD 所致轻度认知损伤（mild cognitive impairment，MCI）标准、AD 所致痴呆标准。早期老年性痴呆无临床症状时，病理改变主要局限于内嗅皮质区，当临床上出现轻到中度认知功能减退时，病理改变可延伸到海马及海马周围组织，病情发展至中到晚期时，病理改变比较弥散，可累及大脑皮层。

AD 主要影像学辅助检查方法包括 MRI、正电子发射型断层显像（PET）和单光子发射型计算机断层显像（SPECT）等。MRI 是首选影像检查方法，既可以结构成像又可以功能成像，通过线性测量与体积测量的研究方法对 AD 进行诊断。结构 MRI 结果显示，AD 随着病情逐步进展，脑室体积不断扩大，海马和内嗅区皮质不断萎缩。静息态功能 MRI 主要根据神经元兴奋后局部耗氧与血流增幅不一致的原理，通过测量脑血氧水平依赖性信号间接反映神经元活动，其作为一种新的功能性成像技术，已广泛用于轻度认知功能障碍和 AD 的研究。

正电子发射断层显像是一种先进的功能显像技术，通过反映葡萄糖代谢的显像剂，利用独特的复合成像技术，显示出 AD 病灶的分布及葡萄糖代谢变化，直接反映 AD 病变的特定部位及此部位的代谢特征，较好地达到对 AD 诊断与鉴别诊断的目的。正电子发射断层显像对 AD 的诊断包括定性和定量两方面，比临床诊断方法（包括血液学检查、反复神经心理学测试、脑电图和

MRI 显像）提前 2.5 年检出 AD，其诊断 AD 的敏感性和特异性均可达到 3% 。

SPECT 是一种较成熟的核素成像技术，根据脑血流灌注的改变，反映脑血流灌注、能量代谢、神经受体等功能变化，可鉴别 AD 与其他类型痴呆。AD 疾病快速进展者呈现顶颞叶和额叶广泛区域血流量减低，而缓慢进展者呈现半球小片散在的低灌注，轻度认知功能障碍患者呈现扣带回的中部及后部低灌注。这些变化常反映疾病早期的病理生理异常，这对脑部病变的早期诊断、预后和疗效观察具有非常重要的意义。SPECT 为无创性，可多次重复检查，可客观反映脑血流，具有较高的敏感性，在结构改变出现之前即可显示扣带回、海马区的脑功能变化，在早期诊断 AD 和鉴别诊断方面有较高价值，还可用以动态观察疾病的演变过程，客观反映疾病严重程度及对临床药物治疗进行疗效评价。

研究显示，SPECT 在检测痴呆神经变性过程中具有高度敏感性，能辅助临床诊断 AD、明确分期，同时能帮助临床医师鉴别轻度认知功能障碍、AD 和其他类型痴呆，利于分析认知功能变化的生理、病理和神经解剖基础，便于监测药物治疗反应。

AD 的局部脑血流量（rCBF）改变主要位于颞顶叶及相关区域皮质，定量及半定量研究发现上述区域血流灌注减低与认知功能障碍程度呈正相关，即随着认知功能障碍加重，血流灌注进行性减低。多项研究证实 SPECT 所见的颞顶叶、海马区、扣带回血流减低与认知功能评分相关。另外，SPECT 还可对认知功能进行定位研究，患者顶叶、海马血流低灌注与定向力障碍有关，额叶皮质脑血流反应注意力、计算力，颞叶内侧面血流与回忆有关，颞叶后部与语言功能有关，为开展功能外科手术治疗提供依据。研究发现，轻度的 AD 脑血流低灌注主要见于患者左顶区下部，而中度 AD 的双

笔记

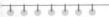

顶叶、颞叶区的皮质后部及枕叶前部、扣带回后部存在明显低灌注，且额叶区的低灌注弱于上述区域；同时 AD 患者的扣带回后部存在明显的低灌注，而额颞叶痴呆患者无此征象，因此可根据扣带回后部的低灌注鉴别两者。

事实上，SPECT 作为功能学检查手段，可早期、动态反映 AD 患者的血流灌注和相应大脑功能区的改变，为研究不同临床类型 AD 的病理生理及发病机制提供客观依据。近年来陆续有报道 SPECT 可作为一种辅助措施协助 AD 与其他痴呆（包括额颞叶痴呆、路易小体型痴呆、血管性痴呆）的鉴别。

🏥 病例点评

本例患者临床症状表现出进行性加重的认知障碍，可有记忆障碍、失认、视空间技能损伤、执行功能障碍等痴呆表现，临床首选怀疑 AD。影像学上颅脑 CT 及 MR 解剖学检查均提示老年性脑改变，但未具体明确可能导致该患者临床症状的病变形态、位置学诊断，此时，作为功能学诊断较常用手段的 SPECT 便发挥了明显作用。从 SPECT 脑血流灌注显像断层图像上，血流灌注异常区域的定位诊断明确提示该患双侧颞叶及顶叶灌注降低，与临床 AD 异常的表现相符，而且通过 ROI 技术定量分析出局部脑血流灌注量的情况，为患者疾病定位及定性诊断提供有力的支持。

既往国内研究将显示脑局部解剖结构改变的头颅 MRI 与显示脑局部功能变化的 SPECT 相结合，可以提高对 AD 早期辅助诊断的敏感性及准确性。单独使用时由于 SPECT 特异性低，头颅 MRI 的辅助诊断作用要优于 SPECT，但对于早期轻度 AD 患者，在临床高度怀疑但头颅MRI检查尚未出现海马萎缩时，SPECT显示海马、颞叶等与认知相关区域血流灌注减低，可协助诊断。

综上所述，SPECT可对AD的认知功能障碍程度进行客观定量或半定量的评估，这对于临床客观评价疾病程度、监测和评估治疗疗效有着重要意义。虽然近年来对于AD的早期诊断的研究取得了突破性的进展，但目前各种方式对AD的早期诊断都有其局限性，单凭借任何一种诊断方法对AD进行早期诊断都是不切实际的，结合多种方法联合使用才能提高对AD早期诊断的准确性。

参考文献

1. Danborg P B, Simonsen A H, Waldemar G, et al. The potential of microRNAs as biofluid markers of neurodegenerative diseases asystematic review. Biomarkers, 2014. 19 (4): 259 – 268.

2. Grodd W, Beckmann C F. Resting state functional MRI lf the brain. Nervenarzt, 2014, 85 (6): 690 – 700.

3. 蔡志友，赵斌. 阿尔茨海默病分子生物学. 北京：科学出版社，2016：270.

4. Martiner – Aguayo A, Rocha A, Rojas N, et al. Testicular adrenal rest tumors and Leyding and Sertoli cell function in boys with classical congenital adrenal hyperplasia. J Clin Endocrinol Metab, 2017, 92 (12): 4583 – 4589.

5. 杨淑贞，刘婷婷，邱进，等. 脑血流灌注SPECT/CT显像与脑MRI联合应用对缺血性脑血管疾病的诊断价值. 中华核医学与分子影像杂志，2016，36（3）：232 – 236.

003 心梗后存活心肌评估一例

病历摘要

患者男性，46岁。以"阵发胸闷胸痛4年，加重伴气短2月余"为主诉入院。患者近4年无明显诱因出现胸痛，无气短，休息数分钟后自行缓解，未系统诊治。发作次数及胸痛程度进行性加重，于7月20日无诱因出现胸骨后持续性疼痛，大汗，前往当地医院诊断"急性心肌梗死，心室内血栓形成"给予药物保守治疗，胸痛好转，仍气短，呼吸困难，不能平卧，症状进行性加重，前往我院系统保守治疗后出院，无胸痛发作，胸闷气短症状较前好转，今为求进一步诊治入我院。

既往糖尿病12年，目前应用胰岛素泵治疗中。2012年有脑小血管出血，高尿酸血症，心室内血栓。

体格检查： 一般生命体征平稳，心脏专科查体无异常。

辅助检查： 心电图：窦性心律，$V_4 \sim V_6$ ST段下移，T波倒置。经胸心脏三维彩超检查：左室前间壁中间段及心尖段各壁心肌未见明显变薄，回声无明显增强，向心运动减低，其余节段室壁运动尚可。左心增大，未见确切室壁瘤及附壁血栓形成。心包腔未见液性暗区。超声诊断：左心大，二尖瓣轻度反流，左室心肌节段性运动异常，左室舒张功能降低，左室收缩功能降低。临床为指导进一步诊治，申请心肌灌注＋代谢显像评估心梗后存活心肌情况。具体影像如下（图14～图18）。

笔记

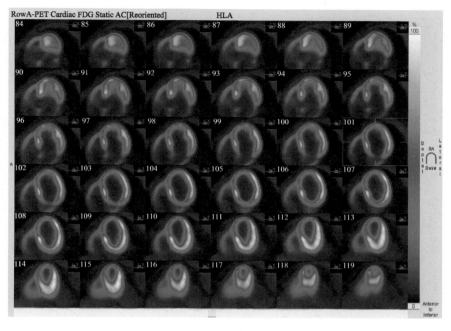

图 14　$^{18}F-FDG$ 心肌代谢显像水平长轴断层图像

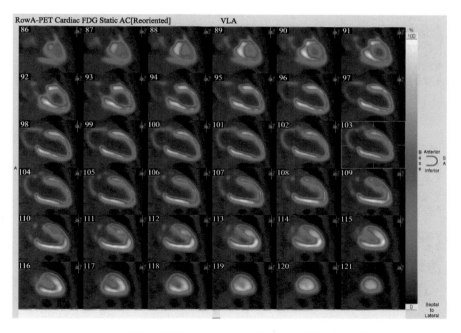

图 15　$^{18}F-FDG$ 心肌代谢显像垂直长轴断层图像

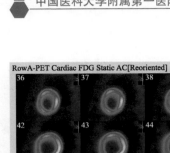

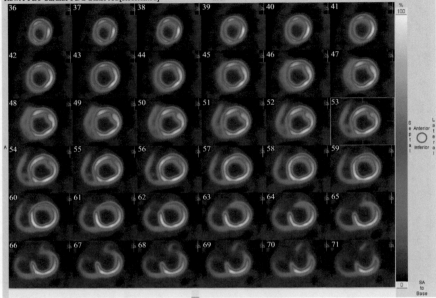

图 16 ^{18}F – FDG 心肌代谢显像短轴断层图像

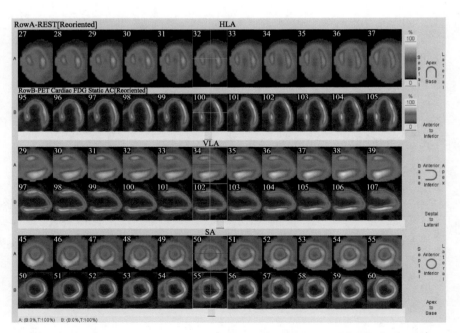

图 17 ^{99}Tc^{m} – MIBI/^{18}F – FDG 心肌灌注/代谢显像断层图像

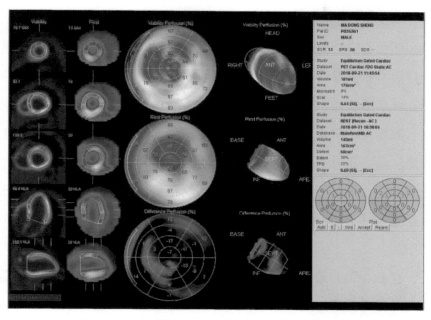

图 18　$^{99}Tc^m$－MIBI/^{18}F－FDG 心肌灌注/代谢显像靶心图图像

影像诊断：左心室心尖段、间隔近心尖段灌注、代谢相均呈显像剂分布稀疏缺损，灌注/代谢呈"匹配"样改变，提示局部无明显存活心肌，约占左心室面积的 8%；左心室前壁近心尖段、侧壁近心尖段、侧壁中间段于灌注相呈显像剂分布稀疏缺损，代谢相见显像剂填充，灌注/代谢呈"不匹配"改变，提示局部有明显存活心肌，约占左室面积7%。

临床诊断：冠心病，陈旧性心肌梗死，缺血性心肌病，心功能不全，Ⅱ型糖尿病，高尿酸血症。临床根据心肌灌注及代谢显像结果，认为梗死区存在存活心肌，有进一步冠状动脉造影，必要时行 PCI 介入治疗的指征，但患者及家属拒绝，遂出院。

病例分析

　　冠状动脉闭塞血流中断后，根据缺血发生的程度、速度、范围，以及是否存在侧支循环，心肌细胞可能出现冬眠心肌、顿抑心肌和坏死心肌情况。冬眠心肌和顿抑心肌都具有收缩功能储备，属于存活心肌。存活心肌是心脏血流灌注与功能均降低，但代谢仍维持在低水平状态，冠状动脉再通后，心肌功能异常可得到改善或恢复。而坏死心肌是心肌细胞已发生不可恢复的损伤，当冠状动脉恢复灌注后心肌收缩力无法恢复，心功能亦不会改善。正确识别评价心肌活性，不仅可以帮助临床医生估测预后，还能够合理筛选需行血运重建术的患者，避免给患者造成不必要的创伤，节约医疗费用。

存活心肌的最可靠标志是代谢活动的存在，而一定量的血流灌注则是保证代谢活动的基础。因此反映心肌血流灌注和代谢的两种显像剂均可以判定心肌细胞的存活性。存活心肌的判断方法很多，主要从心肌代谢、心肌血流灌注、心室壁运动及解剖、形态等方面来判断，最常见的是：单光子发射型计算机断层显像（SPECT）、正电子发射断层显像（PET）、超声心动图、MRI 及多层螺旋 CT（MSCT）等。每种检查方法都有其优缺点和适用范围。

既往有研究都表明硝酸甘油介入$^{99}Tc^m$ – MIBI 心肌灌注 SPECT 可以提高存活心肌检出率，并可见缺血区域明显缩小。应用硝酸甘油介入$^{99}Tc^m$ – MIBI 心肌灌注显像估测心肌梗死面积与存活心肌时，发现静息显像常过高估测心梗面积，间接提示心梗区存在存活心肌。亦有静脉应用小剂量多巴酚丁胺联合舌下硝酸甘油来判断存活心肌，具有安全性高、不良反应少、患者易于接受的优点。

$^{99}Tc^m$ – MIBI 门控心肌断层显像（G – SPECT）可在获得心肌血流灌注影像的同时，观察左室壁运动及收缩末期和舒张末期室壁厚度的变化率，并获得左心室功能参数，提高小范围灌注异常的检出

率，当用于评价心肌活性时，虽然非门控心肌断层显像也能直观地显示心肌梗死部位灌注减低区，但有明显低估存活心肌的缺点，特别是心肌顿抑或心肌冬眠往往与坏死心肌、心肌瘢痕混合存在，显示放射性减低而难以区分，而门控SPECT通过测定舒张末期和收缩末期图像心室壁计数变化，可准确获得心室壁局部收缩功能的定量信息，结合局部运动变化及室壁增厚率等门控信息有助于存活心肌的检出。

PET心肌代谢显像是一种无创、定量或半定量评估静息和负荷状态下的局部心肌血流灌注、生理和病理状态下的心肌代谢及心脏受体分布的影像学检查方法，是检测存活心肌的最准确的方法。代谢活动的存在是心肌细胞存活的最可靠标志，因而是判断存活心肌最灵敏的方法。^{18}F – 脱氧葡萄糖（^{18}F – deoxyglucose，^{18}F – FDG）是葡萄糖的类似物，在血液、组织中的转运与葡萄糖相似，可被存在代谢活动的心肌摄取，而坏死心肌无摄取。

临床上常用SPECT或PET心肌灌注显像和PET心肌代谢显像的匹配状态对心肌存活进行评估。心肌灌注显像与代谢显像均正常，为正常存活心肌。若灌注减低的区域同时存在^{18}F – FDG代谢降低（即血流 – 代谢匹配），代表已发生不可逆损伤的坏死心肌或心肌瘢痕。心肌灌注减低区域的^{18}F – FDG代谢维持正常或相对增加（即血流 – 代谢不匹配），代表着存活心肌，这是判断心肌存活的"金标准"。心肌代谢显像的特点：①PET心肌显像空间分辨率优于SPECT，可进行四维立体显像。②PET所用的核素（C、N、O、F）是人体的基本元素，合乎生理要求，不干扰人体的组织代谢和内环境平衡。③^{18}F的半衰期短，在生物体内蓄积剂量低，可以用较大剂量，获得清晰图像。

25

病例点评

本例患者于检查前明确检查目的为检测存活心肌情况，在SPECT灌注显像断层图像中可见多个阶段灌注显著减低，由于单纯静息显像易高估缺血损伤的程度及范围，低估存活心肌的数量，所以从灌注和代谢显像中，我们既看到了灌注/代谢"匹配"样改变，更看到了灌注/代谢呈"不匹配"改变，后者便是临床医生想要的评估结果，我们通过双核素显像，直观地给出了梗死心肌和存活心肌并存的定性表现，同时通过门控显像，进一步提供两者的面积给予定量分析结果，充分体现了核素心肌显像独到的显像评估存活心肌的优势。虽然该患者未能根据结果进一步行血管再通治疗改善梗死区存活心肌的血供，至少我们的结果给临床提供了对该患者进行临床预后评估和危险分层的客观依据，为其后续的诊治提供了良好的基础分析。

对于冠心病心肌缺血损伤或心肌梗死的区域内有存活心肌的患者，再血管化术后局部心肌功能恢复或改善；而无存活心肌（坏死、瘢痕）再血管化术后功能不能恢复，有较高的围手术期病死率。因此，治疗前正确鉴别心肌梗死区活性与非活性的区段十分关键，直接影响到再通术的疗效及患者的预后，存活心肌的检测具有十分重要的意义。

对于可疑或已知缺血性心脏病（ischemic heart disease，IHD）的患者来说，危险分级评分在诊疗的过程当中显得尤为重要。^{18}F - FDG PET/CT 可以为那些患有顽固性心脏病、心功能不全、冠状动脉重建术后等有症状和未见明显症状的 IHD 患者提供有效的诊断信息，从而使医生对患者进行更好的临床干预。

总之，存活心肌的评估对于心肌梗死或严重心肌缺血损伤患者治疗的决策和临床诊断至关重要。对于具有存活心肌的冠心病心功能不全的患者，再血管化治疗后心功能可以部分或全部恢复。若心肌已坏死并形成瘢痕，引起左心室收缩功能障碍，这部分区域即使经过血运重建，其心肌收缩功能也不能恢复，故可将治疗重点放在对心功能的调整及心律失常的控制上。所以识别存活心肌在治疗方案的制定、预后的评估、节省医疗费并避免不必要的手术等方面均具有十分重要的意义。

参考文献

1. Cremer P, Hachamovitch R, Tamarappoo B. Clinical decision making with myocardial perfusion imaging in patients with known or suspected coronary artery disease. Semin Nucl Med, 2014, 44 (4)：320 - 329.

2. 徐娟，黄晓东. 小剂量多巴酚丁胺负荷超声心动图对心肌梗死后存活心肌识别的临床研究. 泰山医学报，2015，36 (7)：744 - 746.

3. Thut D P, Ahmed R, Kane M, et al. Variability in myocardial metabolism on serial tumor ^{18}F - FDG PET /CT scans. Am J Nucl Med Mol Imaging, 2014, 4 (4)：346 - 353.

4. Acampa W, Gaemperli O, Gimelli A, et al. Role of risk stratifi - cation by SPECT, PET, and hybrid imaging in guiding manage - ment of stable patients with ischaemic heart disease：expert panel of the EANM cardiovascular committee and EACVI. Eur Heart J Cardiovasc Imaging, 2015, 16 (12)：1289 - 1298.

004. 冠脉微循环病变致心肌缺血诊断评估一例

病历摘要

患者女性，49 岁。以"胸闷不适伴偶发后背疼痛半年"为主诉来诊。患者近半年心前区胸闷不适，劳累后明显，偶有后背针刺样疼。动态心电图监测偶发室性早搏，运动时数量增多。社区医院诊断心肌缺血，医嘱服用美托洛尔、普罗帕酮，自诉症状有缓解。为进一步诊治来检。

既往诊断心律失常，偶发室早。平素有吸烟习惯。

体格检查无明显异常。门诊心电图运动负荷试验提示运动后，下壁、前侧壁导联 ST 段下移，结果呈阳性。心脏彩超：主动脉前壁活动曲线运动速度减慢，幅度减低，其他未见异常。提示：主动脉硬化改变。心功能 EF：58%。心电图：窦性心率，ST 段改变。ECT 影像表现如下。冠状动脉 CTA 检查所见：两侧冠状动脉显示较好。左侧冠状动脉主干正常；左前降支血管管腔通畅，血管内壁光整，未见狭窄或钙化；对角支血管管腔及管壁未见明显异常；左回旋支血管未见钙化或斑块形成。右侧冠状动脉全程血管包括后室间支、左室后支未见异常。

诊断意见： 两侧冠状动脉 CTA 未见异常。为明确是否有冠脉微循环障碍引起的缺血申请负荷＋静息门控心肌血流灌注显像。图像如下（图 19 ～图 21）：

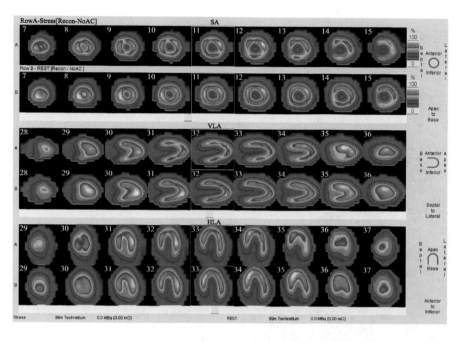

图 19 $^{99}Tc^m$ – MIBI 心肌灌注显像断层图像

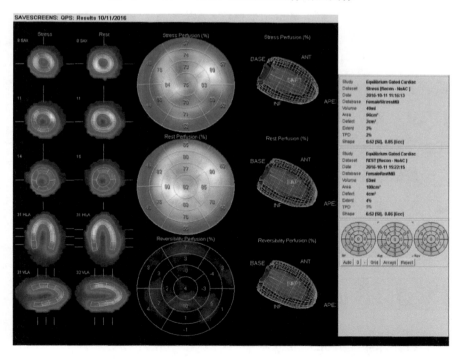

图 20 $^{99}Tc^m$ – MIBI 心肌灌注显像灌注评分靶心图

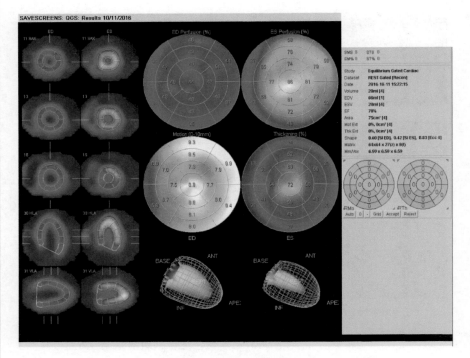

图21　$^{99}Tc^m$－MIBI 心肌灌注显像室壁运动评分靶心图

影像所见：负荷显像可见左室前壁各节段、下壁中间段及基底段、下侧壁中间段及基底段心肌显像剂分布稀疏，静息显像上述节段见显像剂填充，呈可逆性缺损改变。门控分析提示左室室壁运动正常，整体收缩功能正常。

影像诊断：负荷显像示左室前壁各节段、下壁中间段及基底段、下侧壁中间段及基底段心肌血流灌注量降低，符合心肌缺血改变。

病例分析

以往的观点认为，改善阻塞的心外膜冠状动脉血流便能彻底治愈急性缺血性冠状动脉疾病，然而事实并非如此，一部分患者仍未出现理想的治疗效果。研究表明，超过 60% 的冠状动脉粥样硬化性心脏病（冠心病）心外膜冠状动脉狭窄≥50% 患者存在冠状动脉微血管病变。微循环障碍通常表现为结构或功能异常导致的冠状动脉血流储备（coronary flow reserve，CFR）受损，其功能异常涉及各种生理病理机制，如血管内皮损伤、微小血管痉挛、血管功能性异常（如扩张受限）、微血管栓塞等，及早发现微循环异常将有可能逆转心血管事件的进展，故能够快速准确诊断出微循环障碍性缺血，对该疾病的诊断及治疗、甚至疗效及预后评估都是非常重要的。

冠状动脉微血管病变（coronary microvascular disease，CMVD）是指多种致病因素的作用下，冠状前小动脉和小动脉的结构和功能异常所导致劳力性心绞痛或心肌缺血的临床综合征，是冠心病的一种类型。心肌缺血发生的机制包括心外膜下冠状动脉粥样硬化疾病、血管痉挛性疾病和冠状动脉微血管功能障碍，3 种原因间可能重叠。未来冠心病治疗的突破，取决于对 CMVD 的理解和干预。

冠状动脉微血管在心肌的血供中起着重要作用，冠状动脉微循环对冠心病的发生、发展、疗效及预后具有重要影响。在临床上我们经常可以看到冠状动脉造影（CAG）血管正常，却存在缺血性心脏病的现象，主要是这类患者存在着微血管病变。1967 年，Likoff 等描述了"一些患者临床明确诊断冠心病，而冠状动脉造影却为阴性"，第一次提出了冠状动脉微循环障碍。1973 年，Kemp 将其命名为心脏 X 综合征，即劳力型心绞痛、运动试验阳性（典型的 ST 段压低改变）、造影正常的一组临床综合征。2012 年 Patel 等对数万例疑为冠状动脉疾病的患者进行了诊断率评估，尽管 70% 的患者出现了心绞痛症状，但他们中仅有 37.6% 经冠状动脉造影检查诊断为冠心病，而 62.4% 的患者经冠状动脉造影检查未能发现冠状动脉大

笔记

血管病变。冠状动脉微血管病变相关疾病在临床中广泛存在，应引起重视。

冠状动脉微循环是指心脏中由微动脉（<300μm）、毛细血管（平均8μm）和微静脉（<500μm）构成的微循环系统。当冠状动脉微循环系统受到一种或多种因素影响后，即可出现冠状动脉微循环障碍，也有学者称其为冠状动脉微血管功能不全（coronary micro-vascular dysfunction，CMVD）。冠状动脉血流担负着为心肌供氧的任务，当氧需增加或在神经体液因素的调节和药物作用下，冠状动脉会发生扩张，冠状动脉血流从静息状态增加到充血状态，这种冠状动脉血流增加的能力被称作冠状动脉血流储备（coronary flow reserve，CFR），CFR对临床判断冠状动脉血流灌注指导意义很强，CFR<2.0即可判定患者冠状动脉微循环障碍。

原发性微血管性心绞痛是指有典型劳累型心绞痛症状且心电图运动平板试验阳性，但CAG正常的临床综合征。原发性微血管性心绞痛发病率有逐年升高趋势，近年来的研究显示冠状动脉微循环功能不全（microvascular coronary dysfunction）在其中扮演着重要的角色，与心肌梗死、心力衰竭、脑卒中、死亡等不良预后事件相关。临床上常用运动心电图作为判断患者心肌缺血的客观指标，但易受许多因素影响而造成假阳性，且灵敏度也较低，这往往会造成对原发性微血管性心绞痛的低估。SPECT核素心肌灌注显像（myocardial perfusion imaging，MPI）对心肌缺血的诊断具有较高的灵敏度和特异性，可以很好地弥补以运动心电图作为判断心肌缺血依据的不足。是目前临床上应用广泛的检测心肌缺血的手段，可用于检测冠状动脉微血管病变。

心肌灌注异常较室壁运动异常、心电图改变及心绞痛更早地出现。因此，早期检测出的心肌灌注异常有利于对心血管疾病的危险因素进行早期评估与治疗，恢复心肌灌注后可能会降低发病率和死亡率。心肌灌注显像是目前无创诊断冠心病的最为精确方法。由于心肌摄取显像剂的量与局部心肌的血流灌注量呈正比，而且只有存活心肌才能摄取显像剂，所以心肌灌注显像应用于诊断心肌缺血。

SPECT MPI 是根据心肌对核素的摄取来反映局部心肌血流灌注状况，心肌局部放射性药物的摄取量与局部心肌血流量成正比，其不仅能反映大冠状动脉的供血状况，同时也能显示小分支血管病变引起的血流灌注异常，能显示心脏微血管病变导致的血流灌注异常、心肌缺血程度及范围。而 SPECT/CT MPI 则是利用 CT 衰减校正技术及 CT 的精确定位功能，使得 SPECT MPI 的图像质量明显提高，缺血心肌的定位更加精确，可有效避免组织衰减所致的假阳性结果。

心肌灌注显像诊断冠状动脉疾病有 2 个重要参数：心肌血流和CFR。CFR 是在特定灌注压力下，超出基础灌流量的冠状动脉增加的血流量，能够反映冠状动脉灌注压和冠状动脉循环最大表面积阻力等血管机能。但该检查设备及人员技术要求较高，且费用较高，现仍未完全普及。Murthy 认为，行 ^{18}F – FDG PET 心肌显像后测量心肌灌注储备的患者平均心脏病年死亡率低于 0.5%，因此心肌灌注储备量的减少对于未知心脏病有较好地预测作用。当冠状动脉功能正常的患者心肌灌注储备减低时，可能意味着冠脉存在微血管病变或者其内皮功能紊乱。

📋 病例点评

本例患者症状不典型，心电图运动负荷试验典型阳性，而冠状动脉 CTA 未发现明显狭窄阻塞性病变，也就是出现了非典型心绞痛症状，冠状动脉 CT 造影检查未能发现冠状动脉大血管病变，那么，临床自然需要进一步明确或排除冠状动脉微血管病变。常规 CT、超声等影像学检查无法实现功能诊断，而我们 SPECT/CT MPI 便发挥出其优势，即从血流灌注功能学角度，直观显示出缺血位置及程度，而且还能客观评估室壁运动及收缩功能等指标，协助临床明确诊断，为患者下一步的治疗提供依据，充分体现出心肌灌注显像诊断心肌缺血的金标准的共识。

临床上不乏诊断冠状动脉微循环障碍的相关检查，比如，临床较易实施的心脏声学造影又称对比超声心动图，是通过注射超声造影剂使血流信号得到增强显示的一种检查方法。左心造影时部分造影剂可进入冠状动脉及其微循环，实现心肌造影，判断心肌供血不足或心肌无供血。经胸彩色多普勒冠状动脉血流显像检查，是利用彩色多普勒和脉冲多普勒探测左前降支远端的血流和血流频谱，寻找最佳的左前降支长轴的血流信号。若冠状动脉血流信号显示不佳，可经静脉注射超声造影剂，并利用二次谐波观察左前降支血流，分别记录静息状态和注射腺苷后左前降支远端的血流频谱。与 PET 相比，经胸彩色多普勒冠状动脉血流显像对于 CFR 的评估具有更好的可行性。

注射双嘧达莫、腺苷或三磷腺苷产生最大冠状动脉血流，用 PET 检查得到局部心肌血流量、CFR，显像剂包括 ^{15}O 标记的 H_2O、^{13}N 标记的 NH_3 和 ^{82}Rb 等。冠状动脉微血管功能通常通过检测冠状动脉血流储备（CFR）功能来评估。PET/CT 近年来被认为是无创评价 CFR 的"金标准"，可提供心肌血流绝对定量（myocardial blood flow，MBF）数值及 CFR。研究显示 CFR < 2 是不良心血管事件的独立预测因素。

但是该技术开展对设备及技术人员要求较高，一般基层医院难以常规开展。磁共振成像序列、成像技术的迅猛发展，其逐渐突出的高时间、空间分辨率及低电离辐射，使得磁共振成像具备超越PET 的潜在优势，还有以冠状动脉 CT 血管成像获得冠状动脉三维图像，运用专用软件根据解剖学信息模拟冠状动脉血流情况，计算出模拟的血流储备分数值指导临床决策。但其采集过程、图像处理输出相对复杂，起搏器置入患者检查受限等因素也限制其推广应用。

综上所述，目前对灌注动脉微循环障碍导致缺血的诊断，SPECT/CT 仍然是简单易行、敏感性特异性高，快速定性诊断的首选检查，相信日后在该疾病的诊治中会发挥越来越大的作用，值得临床广泛深入推广。

参考文献

1. Camici P G, d'Amati G, Rimoldi O. Ccoronary microvascular dysfundtion：mechanisms and functional assessment. Nat Rev Cardiol, 2015. 12（1）：48 –62.

2. Dean J, Cruz S D, Mehta P K, et al. Coronary microvascular dysfunction：sex – specific risk, diagnosis, and therapy. Nat Rev Cardiol, 2015, 12（7）：406 –414.

3. Murthy V L, Naya M, Taqreti V R, et al. Effects of sex on coronary microvascular dysfundtion and cardiac outcomes. Circulation, 2014, 129（24）：2518 –2527.

4. Marinescu M A, Lufler A I, Ouellette M, et al. Coronary microvascular dysfunction,, microvascular angina, and treatment strategies. JACC Cardiovasc Imaging, 2015, 8（2）：210 –220.

5. Nrgaard B L, Leipsic J, Gaur S, et al. Diagnostic performance of noninvasive fractional flow reserve derived from coronary computed tomography angiography in suspected coronary artery disease：the NXT trial（Analysis of Coronary Blood Flow Using CT Angiography：Next Steps）. J Am Coll Cardiol, 2014, 63（12）：1145 – 1155.

005 肥厚型心肌病缺血性评估一例

病历摘要

患者男性，37岁。以"间断胸闷半年，加重1个月"为主诉入院。患者半年前无明显诱因出现胸闷，伴心悸、无力，休息后症状减轻。就诊于外院，心脏彩超提示肥厚型心肌病，口服参松养心胶囊治疗。后就诊于我院，查心脏MR（增强）提示符合肥厚型心肌病（混合型）。临床诊断为"肥厚型心肌病"，予营养心肌等对症治疗。1个月前患者自觉胸闷较前加重，伴心前区及后背部疼痛，呈闷痛，口服速效救心丸或胺碘酮，数分钟胸痛可缓解。今为鉴别胸痛原因申请心肌灌注显像。

既往史否认高血压、冠心病、支气管哮喘等病史。

体格检查：一般生命体征平稳，心脏专科体检无明显异常，双下肢无浮肿。

辅助检查：心脏彩超：左室舒末容积EDV：114（ml），左室缩末容积ESV：49（ml），每搏量SV：65（ml），射血分数EF：57%。左室心肌不均匀肥厚，室间隔及左室前壁、下壁均增厚，以室间隔显著，最厚处达19mm，左室心尖部心肌均匀性增厚，约14mm，左室侧壁、后壁基底及中间段心肌厚度在正常范围，左室壁向心运动尚可。左房内径正常高值，左室腔几何形变。心脏MR平扫＋增强：形态：左房内径（A－P）53mm，左室心肌增厚，以基底部为主。间隔壁最厚达24mm，前壁最厚达24mm，下壁最厚位

笔记

于中间部达 27mm。功能：双室室壁运动幅度正常，未见区域性室壁运动减弱及反向运动。左室流出道可见喷射样血流，并可见收缩期二尖瓣前移。静息态双室收缩功能正常。符合肥厚型心肌病（混合型）。左室流出道梗阻（SAM 征阳性）二尖瓣及三尖瓣微量反流。静息态双室收缩功能正常。左房大。该患临床诊断较明确，为了解心肌灌注受损情况申请负荷 + 静息心肌灌注显像。影像表现如下（图 22 ~ 图 24）：

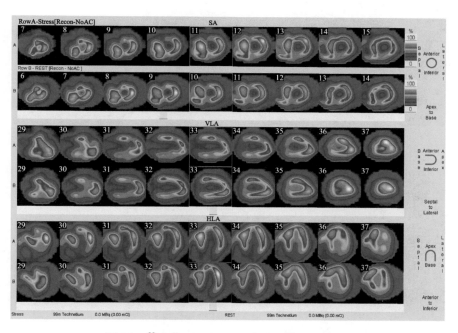

图 22　$^{99}Tc^m$ – MIBI 心肌灌注显像断层图像

ECT 影像所见：左室心腔变形，间隔明显不均匀增厚伴显像剂分布异常增浓，间隔/下壁厚度 ≈ 2.1，左室前壁近心尖段及中间段、前壁基底段局部、间隔近心尖段、下壁各节段、下侧壁基底段心肌见显像剂分布不均匀稀疏区，静息显像可见前壁及下侧壁基底段、下壁近心尖段显像剂有填充。

影像诊断： 左室心腔变形，室间隔不均匀肥厚伴显像剂摄取增

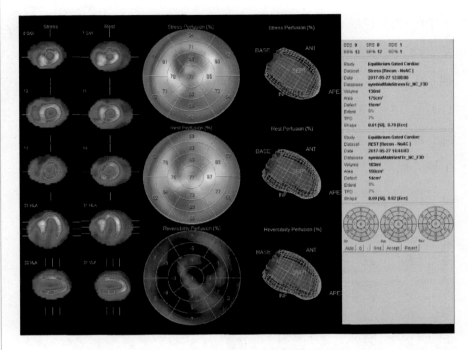

图 23　$^{99}Tc^m$－MIBI 心肌灌注显像灌注评分靶心图

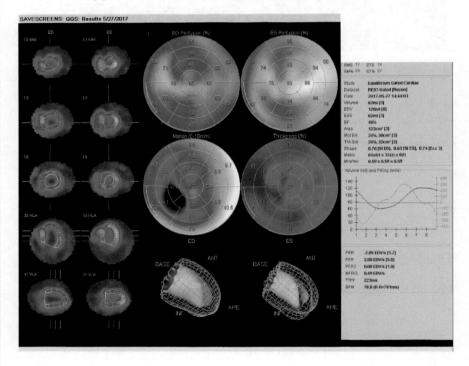

图 24　$^{99}Tc^m$－MIBI 心肌灌注显像室壁运动评分靶心图

浓，余左室于负荷显像时多发散在血流灌注降低区，部分灌注降低区于静息显像时见显像剂部分填充；左室室壁运动欠协调，左室整体收缩功能基本正常。

📑 病例分析

肥厚型心肌病（HCM）是以心肌肥大、室间隔不对称性肥厚，心室腔变小，心腔充盈受阻，心肌细胞异常肥大为特征，以左心室流出道是否有梗阻可分为梗阻性和非梗阻性肥厚型心肌病。本病男女间有显著差异，大多在 30～40 岁出现症状，随着年龄增长，症状更加明显，舒张功能减低、心肌缺血、流出道梗阻、心律失常和自主神经功能异常是肥厚型心肌病基本病理生理过程，由此而导致相应的临床症状和体征，即呼吸困难，乏力和气短导致活动能力下降。

HCM 在西方主要以非对称性室间隔肥厚为主，美国明尼苏达大学医学院报道一组病例：非对称性室间隔肥厚占 90%，累及乳头肌水平 2%，心尖部及左室后侧壁肥厚 3%，室间隔均匀肥厚 5%。但是日本资料在肥厚型心肌病中心尖部肥厚占 26.5%～50%。在欧洲，心尖部肥厚也较少，占肥厚型心肌病的 2%～4%。中国过去报道也很少，而在近年已发现逐渐增多。近年来已诊断此类心肌病有数十例之多，说明在东方人种中此类心肌病颇为常见。本病发病年龄可在 15～80 岁，以 30～60 岁较多见，临床上少有症状，中晚期患者则可有胸痛、心悸、呼吸不顺、头晕、疲乏等。

大多数患者轻度的活动受限，有时这种限制非常严重，少数患者在休息状态下有气短现象。心脏舒张功能异常是肥厚型心肌病患者共有的病理过程。原因在于过度肥厚的心肌舒张期延长和顺应性

笔记

下降，心肌缺血、室壁张力增加和心律失常也是加重或诱发舒张功能不全的重要因素。胸痛也比较常见，常常是劳累诱发，休息缓解，但疼痛可发生在休息、睡眠时，也可以呈持续性。产生疼痛的原因与心肌缺血有关，合并冠状动脉狭窄，心排出量减少（存在左心室腔内的梗阻等）、室壁张力增加，氧耗量也增加等也是重要的原因。有充分的证据显示肥厚型心肌病患者存在心脏自主神经功能的异常，所以患者有时感到心律不齐，早搏，这通常是正常的，但心率过快或过慢伴头晕、出汗时应看医生。少数患者还可出现头晕、短暂的意识丧失，这可在运动中、心悸时发作，有时也没有明显的诱因。导致晕厥/近晕厥发生的原因可能是：A. 由于心室腔内梗阻导致的心输出量的减少，血压下降；B. 严重的心律失常，包括过快、过缓性心律；C. 自主神经功能异常，主要表现为迷走神经张力过高引发的心动过速，外周血管扩张，导致低血压。

肥厚型梗阻性心肌病是 HCM 的一个亚型,肥厚型心肌病主要是由于心肌肥厚引起的,肥厚的部位可以发生在心脏的任何部位,如心尖部、室间隔或整个弥漫心肌,由于肥厚的部位不同,在临床上分为梗阻性和非梗阻性,肥厚梗阻性心肌病患者的室间隔已经明显的肥厚了,正常的室间隔只有 8～10mm,而肥厚梗阻性心肌病患者的室间隔可以达到 20mm 甚至是 50mm,多出来的这一块室间隔组织在心室收缩射血的时候就堵塞了流出道,之后就会带来很多的危害。

HCM 常用诊断方法包括以下几种：（1）X 线检查：心脏大小正常或增大，心脏大小与心脏及左心室流出道之间的压力阶差呈正比，压力阶差越大，心脏亦越大。心脏左心室肥厚为主，主动脉不增宽，肺动脉段多无明显突出，肺淤血大多较轻，常见二尖瓣钙化。（2）心电图检查常有胸导联 T 波低平，有的 T 波如冠状 T 波样，以 V_3、V_4、V_5、V_6 导联最明显。ST 段有的也可压低 3～4mm,

中国医学临床百家 · 诊断篇

也多在心前导联明显，临床上常被诊断为冠心病，甚至心内膜下心肌梗死，但临床上并无冠心病致病危险因素。心电图还有左室高电压，部分患者有 Q－T 间期延长，还可出现二尖瓣 P 波。在中晚期可有各种心律失常。（3）超声心动图检查对本病有特殊诊断价值，典型肥厚型梗阻性心肌病多表现为室间隔呈不对称性肥厚，室间隔厚度与左室后壁厚度之比大于（1.3～1.5）∶1，室间隔厚度至少 > 15 mm；二尖瓣前叶在收缩期前移；左心室腔缩小，流出道狭窄。左心室舒张功能障碍等。而在心尖部肥厚型心肌病，心尖厚度可增厚至 14～35mm，平均为 24～25mm。但超声心动图检查有时也可漏诊，在早期，甚至在心电图已出现 T 波改变时，超声心动图检查可能报告"正常"。

核医学检查包括核素 ECT 心肌灌注显像和 PET 心肌代谢显像，在判断预后、评价治疗效果，以及从分子水平对肥厚型心肌病的发病机制研究方面，有着独特的价值。肥厚型心肌病在静息状态下，心肌血流灌注 SPECT 显像的典型表现为室壁呈不同程度肥厚，以室间隔心肌增厚最多见和最明显，间隔与下壁厚度之比 > 1.3，心室腔缩小。偶尔可表现为多处室壁不同程度增厚，极少数表现为向心性对称性肥厚，个别可仅有心尖部肥厚。HCM 可呈现散在的放射性分布稀疏、缺损区，这是由于肥厚型心肌病中存在散在的灶性纤维化。PET 心肌代谢显像表现基本同 ECT 灌注显像。临床上也有核磁共振扫描检查，对诊断有很大帮助，而心腔造影、心脏活检等方法临床已少用。

病例点评

该患者临床诊断混合型肥厚型心肌病，患者比较年轻，心肌病伴随的心肌纤维化及重构改变对非冠心病引起的心肌局部血流灌注的影响不容忽视，患者临床有胸痛不适症状，有必要与冠脉异常引起血流灌注降低致缺血性胸痛进行鉴别，众所周知，核素心肌灌注显像是指南推荐的诊断心肌缺血的金标准，所以血流灌注显像是最佳鉴别诊断方法。该患者 MPI 断层图像表现为心腔形态不规整，室间隔明显不均匀增厚，最厚处间隔与下壁厚度之比 > 1.3，负荷相多发局灶性血流灌注降低区，符合肥厚型心肌病表现。值得注意的是静息显像时发现负荷时灌注降低区内有部分病灶显像剂填充，呈可逆性缺损，提示心肌缺血可能。分析原因需从以下两个方面：一是患者灌注减低区分布是否遵循节段性异常，很明显该患异常灌注区域呈散在多灶性，与冠状动脉病变引起的节段性缺血不吻合；二是该患心肌结构、形态学异常改变均呈现典型肥厚型心肌病表现，超声及 MR 表现均提示有心肌重构纤维化改变可能，以上改变可引起微小冠状动脉储备功能低下，同样可以揭示散发灌注降低病灶的出现，需要临床引起注意。

随着技术的进步，通过 PET 显像肥厚型心肌病患者微血管受损导致的左室心肌血流储备下降和预后的关系得到了进一步的认识。研究表明利用 ^{13}N – 氨水等示踪剂的 PET 心肌灌注显像定量分析，评估负荷试验后心肌血流增加量下降（即血流储备下降），是肥厚型心肌病患者心血管因素死亡的强力独立预测因子，同时预示着左室收缩功能受损和左室重构。微循环收缩导致心肌缺血，持续的缺血导致心肌细胞死亡和纤维化，最终造成左室重构。因此，早期发现肥厚型心肌病患者负荷试验后的心肌血流量的变化，可以指导临床治疗时采取干预措施，预防和逆转左室重构，降低死亡率。

006 甲亢与亚急性甲状腺炎的鉴别诊断——甲状腺静态显像一例

病历摘要

患者男性，41岁。多汗、心慌、气短、易饿、消瘦1个月，无明显颈部疼痛的病史，偶有发热症状。

体格检查：触诊，甲状腺质地较硬，轻度触痛。

辅助检查：

实验室检查：甲状腺功能测定：血清游离甲状腺素测定：FT_4 32.6100pmol/L（正常值范围9.0100~19.0500pmol/L），血清游离三碘甲状腺原氨酸测定：FT_3 10.1900pmol/L（正常值范围2.6300~5.7000pmol/L），血清促甲状腺激素测定：TSH 0.0055 mIU/L（正常值范围0.3500~4.9400 mIU/L）；血清抗甲状腺微粒体抗体测定：TPOAb 0.2500IU/ml（正常值范围0.0000~5.6100IU/ml）；血清抗甲状腺球蛋白抗体测定：TGAb 6.3800IU/ml（正常值范围0.0000~4.1100IU/ml）；血清促甲状腺素受体抗体测定：TRAb 1.14IU/L（正常值范围0.00~1.75IU/L）。

甲状腺彩超所见：甲状腺右叶大小：横径约1.87cm，前后径约3.14cm，上下径<5.5cm。甲状腺左叶大小：横径约1.52cm，前后径约1.87cm，上下径约<5.5cm。甲状腺峡部约0.50cm。甲状腺腺体回声减低不均匀，虫蚀样，右叶明显。腺体后未见结节。右颈部可见多发淋巴结回声，大者约1.37cm×0.47cm。左颈部可见多

发淋巴结回声，大者约 2.05cm×0.60cm。以上淋巴结位于Ⅱ区，形态规整，可见门样结构，可见点状彩色血流。超声提示：甲状腺回声，常见于亚甲炎，定期复查。右颈部淋巴结显示，左颈部淋巴结肿大，超声结构正常。

甲状腺静态显像所见（图25）：甲状腺位置处仅见少量显像剂分布，略高于本底水平，腺体形态轮廓界限不清，余部扫描视野内显像剂分布未见异常。提示甲状腺双叶摄取功能明显降低。

诊断：结合患者临床症状，触诊甲状腺质地，甲状腺静态显像显示甲状腺双叶摄取功能明显降低，以及彩超提示甲状腺回声不均，呈虫蚀样改变，考虑亚急性甲状腺炎可能性大。

治疗：临床指导患者服用醋酸泼尼松进行治疗。

随访：该患者服用激素类药物治疗后，颈部不适感有所缓解，定期复查甲功，提示恢复正常。

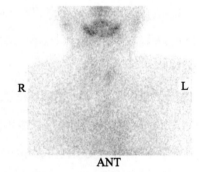

R L

ANT

图25 甲状腺静态显像所见：甲状腺位置处仅见少量显像剂分布，略高于本底水平，腺体形态轮廓界限不清

病例分析

亚急性甲状腺炎又称病毒性甲状腺炎、肉芽肿性甲状腺炎或巨细胞性甲状腺炎，是临床上常见且可自行恢复的甲状腺非细菌感染

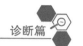

性疾病，与病毒（如流感病毒、柯萨奇病毒、腮腺炎病毒等）感染后引起变态反应有关，临床发病率约为 4.9/10 万，约占各种甲状腺疾病的 0.5%～2%，其发病率呈逐年增高趋势。由于甲状腺滤泡细胞受到自身免疫反应的攻击而导致破坏，储存在滤泡内的甲状腺激素大量释放入血循环，使血流中甲状腺激素水平增高，患者往往表现出怕热、多汗、心慌等高代谢症状，出现不同程度的类似于甲亢病的症状与体征，极易与初发型甲亢病相互混淆。临床上对出现高代谢症候群且血清甲状腺功能测定异常的患者，首先会考虑甲状腺功能亢进症的诊断，特别是部分患者没有疼痛、发热等典型的亚甲炎症状时更容易造成误诊。由于亚甲炎与甲亢的治疗方法完全不同，用一种简便易行的方法鉴别亚甲炎及甲亢尤为重要。

亚急性甲状腺炎典型的临床过程分为 4 期：（1）甲状腺毒症期（或甲状腺功能亢进期），此期的误诊率最高；（2）缓解期（或甲状腺功能过渡期），此期甲功可正常；（3）甲状腺功能减退期，患者此期逐渐出现甲功减退；（4）恢复期。亚甲炎初期时表现为不同程度的 FT_3、FT_4 升高及 TSH 降低，尽管 FT_3、FT_4 增高值可能低于甲亢患者，但两者间三项指标均有较大交叉范围。如果仅凭甲状腺功能的实验室指标异常及患者的高代谢症候群来进行诊断是很容易造成误诊的。临床穿刺活检属于有创性检查方法，一般多不采取。

核医学检查在甲状腺疾病的诊断中具有重要价值，其中核医学甲状腺检查方法主要有两种：①甲状腺摄 ^{131}I 率测定。甲亢患者摄 ^{131}I 率显著升高；而亚甲炎患者正相反，摄取功能显著抑制，摄 ^{131}I 率显著减低，与血清 T_3、T_4 升高呈"分离"现象，是本病公认的特征性表现和鉴别方法，不过测定时相需要 24h 和多次往返是其主要不方便之处；②甲状腺核素显像具有更重要的鉴别诊断价值。甲状腺静态显像原理是正常甲状腺组织具有很强的选择性摄取和浓聚碘的能力，而锝和碘属于同一族元素，也能被甲状腺组织摄取浓聚，因此将放射性碘或锝引入患者体内，可以被有功能的甲状腺组织摄取，在体外用显像仪器（γ相机或SPECT）探测其所发出的γ射线在甲状腺组织内的分布情况，即可观察甲状腺的位置、形态、大小，同时可以判断甲状腺组织的功能状态。正常图像：正常甲状腺形态呈蝴蝶形，双叶显像剂分布均匀，边缘基本整齐光滑，峡部及双叶周边因组织较薄而放射性略稀疏。当甲状腺发生病理性改变时就会造成甲状腺显像的异常。甲亢时表现为甲状腺呈不同程度的弥漫性肿大，因功能亢进使得摄取示踪剂的能力增强，采集时间缩短，腺体内示踪剂分布均匀浓聚，影像清晰，甲状腺外软组织（包括唾液腺）血循环放射性本底影明显淡化，甚至不显影。甲状腺炎时根据病情不同会有不同的影像表现：（1）慢性淋巴细胞性甲状腺炎，甲状腺显像呈不规则疏密相间的显像剂分布，即"峰""谷"相间，或虫蚀样分布。（2）亚急性甲状腺炎，显像剂分布明显稀疏，或呈普遍分布不均匀的稀疏影，有时仅见一叶呈局限性冷结节，或从一叶开始发展到另一叶；恢复期甲状腺显像可逐渐恢复正常。

🏥 病例点评

　　患者实验室检查提示血清T_3、T_4水平增高，TSH水平降低，甲亢和亚甲炎时均可出现此种血清甲功异常的改变。甲亢时由于甲状腺组织功能亢进，合成过量的甲状腺激素，并释放入血，从而引起血清T_3、T_4、TSH测量值的相应改变。而亚甲炎时由于甲状腺细胞的炎症造成滤泡被破坏，储存于甲状腺滤泡内的甲状腺激素漏入血循环而引起高甲状腺激素血症，即血清 FT_3、FT_4 升高，TSH降低。

由于两者血清 T_3、T_4 水平均增高，因此甲亢和亚甲炎患者临床均可出现多汗、心慌、气短、易饿、消瘦等高代谢症候群的症状。

甲状腺静态显像：一般单纯性甲亢的患者，可见甲状腺显像剂分布明显增浓，双叶显影异常清晰，周围组织可以轻度显影或不显影。而亚甲炎的患者，由于甲状腺滤泡细胞不同程度的破坏，从而引起甲状腺摄碘/锝的能力降低，表现在显像图像上主要为甲状腺双叶、单叶或局部放射性分布稀疏，血本底升高，甲状腺组织不显影或显影不清，甲状腺的形态轮廓界限不清，出现与甲功三项的结果呈"分离现象"，正如本例患者所见。因此，通过甲状腺静态显像可以较容易做出亚急性甲状腺炎与甲亢的鉴别诊断。

007　异位甲状腺——^{131}I 显像一例

病历摘要

患者女性，4 岁。出生时化验甲功异常，提示甲减，后一直服用优甲乐治疗，每天一片半。

体格检查：无明显特殊体征。触诊颈部，未触及随吞咽动作明显移动的甲状腺组织。

辅助检查：

血清甲状腺功能测定：血清促甲状腺激素测定：TSH

16.2174mIU/L（正常值范围 0.3500～4.9400mIU/L），血清游离甲状腺素测定：FT$_4$ 12.6000pmol/L（正常值范围 9.0100～19.0500pmol/L），血清游离三碘甲状腺原氨酸测定：FT$_3$ 4.7700pmol/L（正常值范围 2.6300～5.7000pmol/L）；

颈部彩超所见：甲状腺区未见甲状腺结构显示。颏下甲状软骨上方可见囊实性回声，范围约 17.7mm×10.3mm×18.6mm，实性为主，可见点条样血流。超声诊断：甲状腺区未见甲状腺显示，颏下软组织内回声伴血流，不除外异位甲状腺，请结合其他检查。

^{131}I 甲状腺静态显像（图 26）：患者口服 ^{131}I 50μCi，24 小时后显像可见：颈前正常甲状腺位置处显像剂分布同周围本底水平，未见腺体形态显像剂分布增浓区，舌根部见结节状显像剂分布增浓区，进一步行 SPECT/CT 断层融合显像（图 27）示 SPECT 显像见舌根部显像剂分布增浓影，相应部位 CT 图像为舌根区高密度影，扫描视野内余部显像剂符合生理分布。结论：舌根部 ^{131}I 代谢异常增高影，考虑异位甲状腺组织显影。

诊断：综合患者甲减病史、颈部彩超检查及 ^{131}I 甲状腺静态显像所见，考虑为舌根部异位甲状腺。

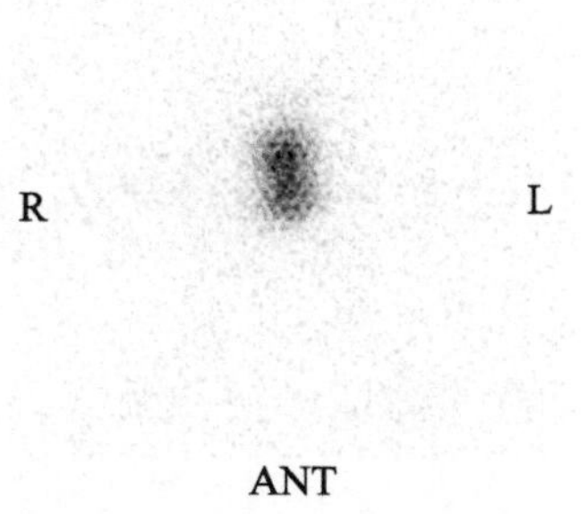

R　　　　　　　　　　L

ANT

图 26　^{131}I 甲状腺静态显像：颈前正常甲状腺位置处显像剂分布同周围本底水平，未见腺体形态显像剂分布增浓区，舌根部见结节状显像剂分布增浓区

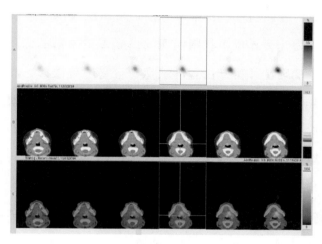

图 27 SPECT/CT 断层融合显像示 SPECT 显像见舌根部碘代谢
增高影，相应部位 CT 图像为舌根区高密度影

病例分析

异位甲状腺（ectopic thyroid gland）是一种较为罕见的胚胎发育畸形，多发生于女性，是甲状腺始基沿甲状舌管下降过程中出现的发育异常，可出现在甲状腺下降途中的任何部位，如咽部、舌内、舌骨上、舌骨下、喉前、胸骨上、气管内、食管内、胸骨后及胸腔内等处，但以舌根部及颈前部最多见，而正常位置有或没有甲状腺组织。异位甲状腺在临床上可出现甲减的症状而被发现，或不引起明显的临床症状，无意间发现甲功异常或颈部包块就诊。异位甲状腺可能为副甲状腺，抑或迷走甲状腺，前者为额外腺体，正常甲状腺组织存在，后者为异位的唯一甲状腺组织，倘若切除，会造成甲状腺功能低下，应引起高度重视。

临床主要诊断方法有：①穿刺活检，针对颈部或颌下包块的一种有创的检查方法，可以明确病变性质，但容易引起出血，或产生创伤，容易引起伤口感染，使疾病复杂化，不是确诊的首选方法。

②超声检查，无放射性、价廉、方便，可以探及部分表浅区域的异位甲状腺，为儿童异位甲状腺疾病的诊断提供丰富的信息，但是存在灵敏度、准确性和特异性差的缺点，容易出现误诊，而且存在盲区（如纵隔、气管等部位），另外无法显示病灶的功能状态，可作为初步筛选，临床上还需要与其他方法联合应用。③CT 检查：可表现为较高密度软组织肿块，增强扫描可明显强化，此时相对易于诊断，但当表现为正常软组织密度肿块影时，诊断也较为困难。④MRI：特征表现为 T_1WI 稍高于肌肉信号，T_2WI 常为高信号，但信号特点会根据病情出现不同的改变，也较难诊断。⑤核医学检查：$^{99}Tc^mO_4^-$ 和 ^{131}I 两种显像剂，都能被甲状腺组织摄取和浓聚，通过将其引入体内后被有功能的甲状腺组织摄取，使用 γ 相机对其显像。$^{99}Tc^mO_4^-$ 是核医学甲状腺显像常用的显像剂，对有功能的异位甲状腺组织的诊断具有较高的准确性，扫描因其简便快捷、辐射量小，十分适合用于门诊筛查，是目前首选的甲状腺显像剂，但因 $^{99}Tc^mO_4^-$ 可以同时被唾液腺组织及口腔黏膜等摄取，因此无法做到完全确定诊断。^{131}I 是甲状腺组织特异性显像剂，可以被有功能的甲状腺来源的组织摄取，对于异位甲状腺的诊断特异性强，^{131}I 甲状腺扫描既可鉴别病变是否来源于甲状腺组织，又能提示正常部位有无甲状腺组织，以及功能状况，对异位甲状腺的诊断和鉴别诊断具有明确的价值。

更重要的，SPECT/CT 断层融合显像是核医学最近几年发展起来的新技术，是将 CT 扫描仪和 SPECT 显像仪同时安装在一起的多模态影像设备，检查时可以依次获得反映精细解剖结构的 CT 扫描信息及反映功能代谢的 SPECT 影像，从而将病灶的功能信息和解剖信息完美结合，因此灵敏度、准确性和特异性均明显提高，能更清晰地分辨出肿块与周围组织的关系，在提供 ^{131}I 摄取情况的同时可以对摄取灶进行精确定位，帮助排除假阳性及假阴性，对异位甲状腺多发部位更具诊断价值，大大提高了病灶的诊断准确性，有效弥补了平面显像的缺点，因此对于异位甲状腺的确诊有着尤为重要的价值。但个别患者异位的甲状腺组织无功能或功能较低时，对核素 $^{99}Tc^mO_4^-$ 甚至 ^{131}I 无摄取或摄取很少，可能被遗漏或误诊，此时需要结合其他方法进一步判断。

在临床工作中合理应用合适的显像剂及显像方法，充分利用核医学 SPECT/CT 显像的优势，将 SPECT 与 CT 检查的优势有机地结合在一起，诊断头颈部有功能的异位甲状腺准确率高，解剖定位好，具有很高的价值。

病例点评

该患者出生时化验甲状腺功能指标提示甲状腺功能低下，并且一直服用优甲乐进行治疗，通常甲状腺组织位置异常，其功能多低于正常；临床检查中甲状腺彩超提示甲状腺区未见甲状腺结构显示，颏下甲状软骨上方囊实性回声伴点条样血流，不除外异位甲状腺。核医学 ^{131}I 甲状腺静态显像提示颈部甲状腺位置处未见正常甲状腺组织显影，舌根部可见显像剂分布异常浓聚影，因 ^{131}I 可以特异性的被甲状腺组织摄取，故舌根区的异常碘代谢增高影考虑为甲状腺组织来源，同时病灶局部的 SPECT/CT 断层融合显像提示放射性核素浓聚区域相应部位 CT 图像为高密度影，类似于甲状腺组织的影像，综合患者甲减改变、超声正常甲状腺位置处无甲状腺显影，核医学 ^{131}I 舌根部异常代谢增高影，颈部无甲状腺组织正常显影，考虑为舌根部异位甲状腺的诊断。

笔记

008 全身 ^{131} I 显像在分化型甲状腺癌中的应用一例

病历摘要

患者女性，67 岁。9 年前行甲状腺结节手术治疗，病理结果为左侧甲状腺滤泡性肿瘤，瘤组织可见包膜侵犯及血管侵犯，结合病史符合滤泡性癌；3 个月前因发现锁骨上淋巴结转移，行双侧甲状腺切除术 + 左锁骨上转移癌切除术，术后病理左锁骨上转移性甲状腺癌，脉管内见瘤栓。术后恢复良好，定期复查中。

体格检查： 无特殊症状和体征。

辅助检查：

甲状腺及双颈部淋巴结三维多普勒超声提示： 甲状腺术后，切口下方肌层内无回声，考虑术后改变；左颈部Ⅲ区淋巴结回声稍低不均匀，建议复查。

实验室检查： 血清游离甲状腺素测定：FT$_4$ 5.59pmol/L（正常值范围 9.0100 ~ 19.0500pmol/L），血清游离三碘甲状腺原氨酸测定：FT$_3$ 2.12pmol/L（正常值范围 2.6300 ~ 5.7000pmol/L），血清促甲状腺激素测定：TSH 11.36mIU/L（正常值范围 0.3500 ~ 4.9400mIU/L）；血清抗甲状腺微粒体抗体测定：TPOAb 0.19IU/ml（正常值范围 0.0000 ~ 5.6100IU/ml）；血清抗甲状腺球蛋白抗体测定：TGAb 1.96IU/ml（正常值范围 0.0000 ~ 4.1100IU/ml）；血清甲

笔记

状腺球蛋白测定：TG > 300.00ng/ml。

^{131}I 治疗后全身显像影像所见（图 28）：患者口服^{131}I 200mCi，3 天后显像可见，颈前甲状腺位置处见显像剂分布异常浓聚影，经 SPECT/CT 断层融合显像定位于甲状腺床区，左颈部另见结节状显像剂分布增浓影，经 SPECT/CT 断层显像提示相应部位为淋巴结显影（图 29），双肺内见多发显像剂分布增浓影，经断层显像示相应部位为肺内软组织密度影（图 30），余部全身内显像剂符合生理分布。

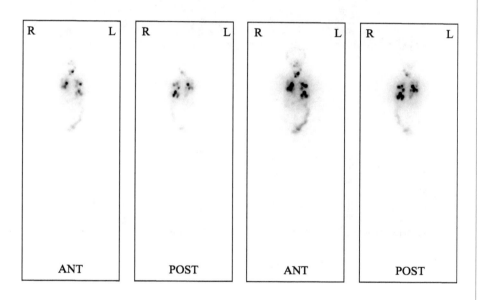

图 28　^{131}I 治疗后 3 天全身显像示：颈前甲状腺位置处、
左颈部及双肺内多发碘代谢增高影

诊断：患者血清甲状腺球蛋白测定：TG > 300.00ng/ml。^{131}I 全身显像显示颈前甲状腺位置处碘代谢增高，考虑为残留腺体显影；左颈部及双肺内多发碘代谢增高影，考虑转移灶显影可能性大。

随访：^{131}I 治疗后复查，血清甲状腺球蛋白明显降低。

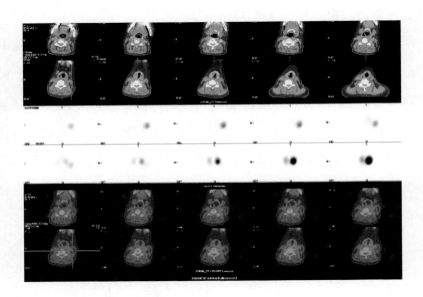

图 29 ^{131}I 显像所示左颈部结节状碘代谢增高影，
相应部位 CT 图像示颈部淋巴结影像

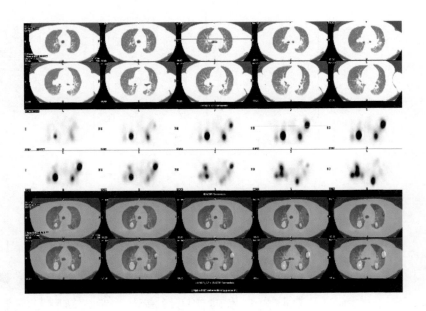

图 30 ^{131}I 显像所示双肺内多发碘代谢增高影，相应部位
CT 图像示肺内多发软组织密度影

病例分析

　　甲状腺癌是头颈部较为常见的恶性肿瘤之一，因其发病早期无明显的临床症状及相关体征而难以做到早期诊断及治疗，临床确诊主要依赖常规体检时的颈部触诊及超声检查，因此甲状腺癌的早期诊断困难，临床针对甲状腺癌主要采用手术切除的方案进行治疗，但甲状腺全切除术并不能保证将所有的甲状腺组织完全切除，同时早期诊断困难导致部分甲状腺癌患者确诊时已发展为晚期，多数患者在原发灶周围存在多个微小转移灶，或者已发生淋巴结转移，甚至出现远处转移而严重影响疾病的治疗，常规手术很难彻底清除所有的肿瘤细胞，且对肿瘤细胞的远处转移及术后复发效果较差。术后甲状腺素替代治疗及TSH的抑制治疗虽可缓解甲状腺素缺乏症状并可减缓甲状腺癌的复发及进展，但仍有部分淋巴结转移细胞及远处微小转移灶无法被清除而出现复发，严重影响疗效及患者的远期生存情况。

　　甲状腺癌的病理类型多样，常见的病理类型为乳头状癌及滤泡状癌，临床上放射性[131]I治疗常规用于分化型甲状腺癌（乳头状癌、滤泡状癌或混合型癌）患者术后去除残留甲状腺组织及转移灶的治疗已有多年历史，[131]I是一种具有放射性的碘同位素，其在不断衰变的过程中可释放β射线及γ射线，前者的组织穿透性很弱，因此可特异性杀伤碘摄取能力较强的组织细胞，后者的组织穿透性较强，可利用此特性将其作为示踪剂以显示转移灶的位置。甲状腺组织具有选择性摄取和浓聚碘的能力，甲状腺癌的远处转移灶仍然具有摄取碘的生理功能，虽然其对碘的摄取功能较正常甲状腺组织弱，但相对机体其他部位组织器官的细胞对碘的摄取率仍有明显优势，因此通常应用^{131}I的辐射作用来杀伤残留甲状腺组织及相应的甲状腺癌转移灶。甲状腺全除切术联合^{131}I治疗可显著改善甲状腺癌患者的预后。甲状腺全切除术后患者服用^{131}I治疗后，可特异性地被甲状腺癌转移灶肿瘤细胞摄取，从而增强对肿瘤细胞的杀伤作用，对增强甲状腺癌的治疗效果、提高患者的远期生存率具有重要意义。

一般治疗后常需进行^{131}I全身显像和血清甲状腺蛋白（TG）测定。^{131}I可在甲状腺癌病灶中浓聚，进行全身显像时可显示肿瘤的位置和范围。分化型甲状腺癌在切除原发灶和去除全部剩余甲状腺组织后，其复发或转移灶80%以上有摄取^{131}I的功能，故用一定量的^{131}I可显示分化型甲状腺癌的转移或复发病灶。但由于^{131}I全身显像检测分化型甲状腺癌复发或转移的敏感性与所用^{131}I剂量有关，另外，也与血中TSH水平有关，这主要是因为TSH分泌增加可以使病灶的^{131}I摄取增加。一般认为TSH水平应高于30mU/L。另外，有残留甲状腺存在的患者，其^{131}I对分化型甲状腺癌敏感性明显低于无残留组织者。当分化型甲状腺癌转移灶摄取^{131}I功能低下或碘化障碍及产生TG的肿瘤病灶太小，^{131}I显像很难识别。偶尔给予治疗剂量^{131}I后进行显像也出现阴性结果，考虑可能是给予诊断剂量^{131}I后患者出现"击晕"所致，因此对分化型甲状腺癌术后尚未接受^{131}I治疗的患者，一般不主张作诊断剂量^{131}I全身显像，而是在常规甲状腺显像（$^{99}Tc^mO_4^-$显像）后，根据剩余甲状腺组织多少，直接给予去除剂量^{131}I，然后再进行^{131}I全身显像。血清TG主要来源于功能性甲状腺组织，在分化型甲状腺癌患者中，当甲状腺完全去除后，血清TG浓度是分化型甲状腺癌随访的重要指标，因剩余甲状腺被去除后，TG水平增高是分化型甲状腺癌复发或转移的标志。但也有报道，首次TG测定明显升高仍然能够确定分化型甲状腺癌复发或转移。

病例点评

该患者甲状腺癌病史，行甲状腺全切及左锁骨上淋巴结切除术，提示甲状腺癌淋巴结转移，血清甲状腺球蛋白测定 TG > 300.00ng/ml，切除了正常甲状腺组织后，如果血清甲状腺球蛋白仍异常增高，高度怀疑体内有转移灶的存在。

由于 [131] I 全身显像检测分化型甲状腺癌复发或转移的敏感性与所用 [131] I 剂量有关，常规小剂量 [131] I 全身显像，一部分患者在甲状腺组织大量残留时，无法充分显示所有转移病灶，而且容易出现"击晕"效应，临床并不常规采用。因甲状腺癌转移病灶与原发病灶具有相同的摄取 [131] I 的能力，因此当给予去除剂量的 [131] I 后，除了可以进行甲状腺残留组织的去除、已知转移灶的治疗外，治疗剂量的 [131] I 全身显像，还可以对全身情况进行评估，从而对甲状腺癌患者疾病状态进行再分期，从而指导治疗后随访及后续治疗。

009 甲状腺静态显像＋断层融合在 甲状腺结节诊断中的应用一例

病历摘要

患者女性，71 岁，发现甲状腺结节 4 年，发病以来无明显消瘦、心慌、气短、易饿、多汗，未关注，近 1 个月疼痛加重。

体格检查： 触诊：右叶上极、左叶中下部可触及结节，无明显触痛。

辅助检查：

实验室检查： 血清游离甲状腺素测定：FT$_4$ 14.3600pmol/L（正常值范围9.0100～19.0500pmol/L），血清游离三碘甲状腺原氨酸测定：FT$_3$ 4.1400pmol/L（正常值范围2.6300～5.7000pmol/L），血清促甲状腺激素测定：TSH 0.3623 mIU/L（正常值范围0.3500～4.9400mIU/L），血清抗甲状腺微粒体抗体测定：TPOAb 0.8400 IU/ml（正常值范围0.0000～5.6100IU/ml），血清抗甲状腺球蛋白抗体测定：TGAb 5.9700 IU/ml（正常值范围0.0000～4.1100IU/ml）。

甲状腺彩超： 甲状腺右叶内充满混合性结节，大者位于上极前缘，大小约28.8mm×24.8mm，其内散在点状回声悬浮，边缘部可见强回声，左叶：内见散在多个低回声结节，大者位于中部，大小约19.0mm×16.0mm，局部回声减低，其内可见彩色血流。提示：结甲液性变伴钙化（TI–RADS 3级），甲状腺左叶中部较大结节，局部回声减低伴钙化（TI–RADS 4a级）。

甲状腺静态显像所见（图31）： 甲状腺位置、形态、大小未见异常，右叶上极触及结节处显像剂分布稀疏，左叶中下部触及结节处显像剂分布同周围腺体组织，余部双叶内显像剂分布未见异常。余部扫描视野内未见异常显像剂分布区。经断层显像（图32、图33）示左叶中下部触及结节处显像剂分布同周围腺体，CT图像示同周围腺体相同密度的结节影，伴有少量钙化影像；右叶上极显像剂分布稀疏区，相应部位CT图像示低密度结节影，边界较为清晰，诊断：根据甲状腺静态显像图像所见，甲状腺右叶上极结节摄取功能低于周围腺体，同周围本底水平，考虑为"冷结节"，左叶中下部结节摄取功能同周围腺体，考虑为"温结节"。

治疗和随访：该患者行甲状腺结节切除术。术后病理回报右叶结节，提示甲状腺滤泡状癌，左叶结节内见甲状腺滤泡细胞。

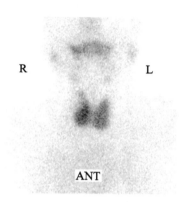

图31 甲状腺静态显像所见：甲状腺右叶上极触及结节处显像剂分布稀疏，考虑为"冷结节"，左叶中下部触及结节处显像剂分布同周围腺体组织，考虑为"温结节"

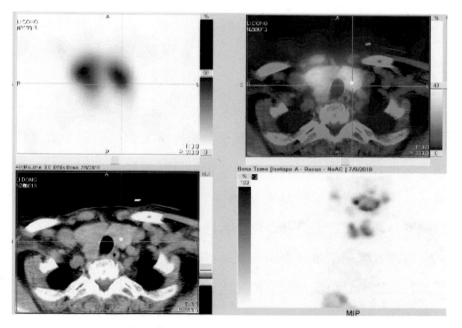

图32 融合显像示甲状腺左叶中下部触及结节处显像剂分布同周围腺体，CT图像示同周围腺体相同密度的结节影，伴有少量钙化影像

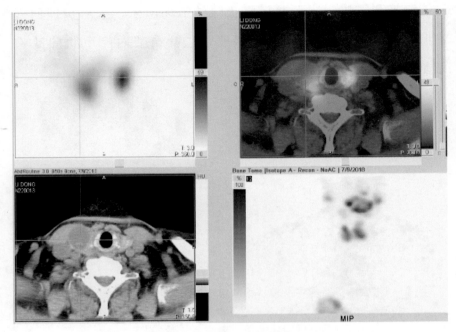

图33 融合显像示甲状腺右叶上极显像剂分布稀疏区，
相应部位 CT 图像示低密度结节影，边界较为清晰

病例分析

　　甲状腺结节是指甲状腺细胞在局部异常生长所引起的散在性病变，作为临床常见疾病，成人随年龄增长发病率呈逐年上升趋势。在一般人群触诊检出率为 3% ～7% ，其中 4.0% ～6.5% 为恶性病变，即甲状腺癌。良恶性甲状腺结节的临床处理方式完全不同，对患者生存质量的影响有显著差异。因此准确判断甲状腺结节的良恶性、避免良性结节的过度治疗和避免恶性结节的漏诊至关重要。

　　临床检查方法有多种，超声检查以其方便快捷，无放射性，价钱便宜等优点，在临床中作为甲状腺结节性质判断的首选检查方法，高分辨率超声明显提高了甲状腺结节的检出率，同时可以观察甲状腺结节与周围甲状腺组织的界限，了解结节内的组成及血供情况，了解颈部淋巴结的情况等，还可以进行超声弹性成像了解结节的质地，对于结节良恶性的判断具有较大的诊断价值。CT、MRI 检查可大致了解甲状腺结节的组织密度、边界，在评估甲状腺结节良恶性方面，CT 平扫增强及 MRI 检查不及超声检查。在实验室检查方面，所有甲状腺结节患者均应检测甲状腺激素与 TSH 水平，从而对于甲状腺及结节的功能状态做初步的判断。结节穿刺活检是甲状腺结节良恶性诊断的金标准，但具有一定的创伤性，而且与活检组织有明显相关性，活检组织排除恶性，甲状腺结节病灶并不能完全排除恶性可能。

以上所有检查方式都不是甲状腺功能显像，无法体现出甲状腺结节功能状态。目前常规颈部超声发现甲状腺结节者，需进一步行 $^{99}Tc^mO_4^-$ 甲状腺静态显像，以提高诊断准确率。$^{99}Tc^mO_4^-$ 甲状腺静态显像原理是利用甲状腺组织具有选择性摄取和浓聚碘的能力，锝和碘属于同一族元素，也能被甲状腺组织摄取浓聚，因此将放射性碘或锝引入患者体内，可以被有功能的甲状腺组织摄取，用 SPECT 显像仪器可以了解甲状腺位置、形态、大小及功能，同时可以判断甲状腺结节的功能状态。一般甲状腺结节的功能状态与病变的良恶性密切相关，功能越低下，结节为恶性的概率越大，一般情况下甲状腺静态显像结节的异常表现主要有四种形式：（1）"热结节"：即结节处的放射性分布高于周围正常甲状腺组织，多见于甲状腺腺瘤和结节性甲状腺肿，恶变率相对比较低，为 1% 左右；（2）温结节：结节处的放射性分布与周围正常甲状腺组织相似或相同，多见于甲状腺癌、结节性甲状腺肿、慢性淋巴性甲状腺炎、亚急性甲状腺炎恢复期，恶变率约 5.3% 左右；（3）凉结节：结节处的放射性分布低于周围正常甲状腺组织，但高于本底；（4）冷结节：结节处的放射性分布接近于本底；冷凉结节均可见于甲状腺囊肿、甲状腺腺瘤囊性变或内出血、甲状腺癌、结节性甲状腺肿等，恶变率相对比较高。一般 $^{99}Tc^mO_4^-$ 甲状腺静态显像提示"冷结节"或"凉结节"的，其中有20%为恶性病变，而且单发"冷结节"的癌变发生率最高。

单纯 SPECT 显像在甲状腺结节的显示、识别和诊断方面还有很多问题，近年来随着 SPECT/CT 的广泛应用，其技术支持日趋成熟，CT 技术用于衰减校正，提高了图像质量，提供了精确的定位功能，同时还能清晰显示甲状腺结节的组织密度及功能状态特点，给我们判断结节良恶性提供了丰富有价值的诊断信息，其中同机融合的 CT 断层显像主要优势为：①可以准确定位甲状腺结节位置；②对甲状腺癌侵犯周围组织和肿大淋巴结的情况给予显示；③可以显示深入胸骨后或气管后的甲状腺，另外同机融合的 CT 图像对于甲状腺结节有较好地密度分辨率和空间分辨率，以此来观察结节位置、大小、密度、边缘及有无钙化等图像特征，从而进一步来判断结节的良恶性，大大提高了其在病灶显示、定位和定性诊断等方面的价值。而 SPECT 进一步弥补 CT 断层图像不能显示甲状腺结节功能状态的局限，将两者优势有效的结合到一起，在判断结节良恶性方面有了明显提高，可以为临床对甲状腺结节的后续治疗提供更有价值的选择。

🔲 病例点评

甲状腺彩超可以探及甲状腺结节的大小、组成、内部钙化、血供情况，初步对甲状腺结节进行定性诊断，诊断准确性一定程度上依靠检查医生的临床经验。甲状腺静态显像可以根据甲状腺结节的性质分为"热结节""温结节""凉结节""冷结节",一般冷、凉结节的恶性程度较高,同时配合 SPECT/CT 断层融合显像,在了解甲状腺结节功能的同时,在相应部位的 CT 图像上可探知结节的组成密度,边界是否清晰,不仅提供了定位诊断信息,还提供了一定程度的定性诊断信息,使甲状腺结节的定性诊断准确性进一步提高。

010 甲状腺肿瘤阳性显像在甲状腺结节良恶性诊断中的应用一例

📋 病历摘要

患者女性,59 岁,以体检发现双侧甲状腺结节 20 天为主诉入院。

体格检查:甲状腺左叶中下部可触及结节,无明显压痛。

辅助检查:

实验室检查:血清游离甲状腺素测定:FT_4 11.2100pmol/L(正常值范围 9.0100 ~ 19.0500 pmol/L),血清游离三碘甲状腺原氨酸测定:FT_3 3.6900pmol/L(正常值范围 2.6300 ~ 5.7000 pmol/L),血清促甲状腺激素测定:TSH 1.0523mIU/L(正常值范围 0.3500 ~ 4.9400mIU/L),血清抗甲状腺球蛋白抗体测定:TGAb 4.5000IU/ml(正常值范围 0.0000 ~ 4.1100IU/ml),血清抗甲状腺微粒体抗体测定:TPOAb 0.0800IU/ml(正常值范围 0.0000 ~ 5.6100IU/ml)。

　　甲状腺彩超所见：甲状腺右叶大：横径约 19.8mm，前后径约 17.6mm，上下径 < 55mm。甲状腺左叶大小：横径约 28.4mm，前后径约 25.4mm，上下径 < 55mm。甲状腺峡部约 4.6mm。甲状腺腺体后未见结节。CDFI 彩色血流未见血管扩张。右叶：可见多个结节，大者约 8.1mm×4.7mm，位于上极后缘，呈低回声，回声不均，边缘可见血流。左叶：可见多个结节，大者约 37.4mm×23.3mm，位于下极，轮廓清晰，混合性，以实性回声为主，回声不均，分叶状，周边及其内血流较丰富。左颈部可见数个淋巴结回声，大者约 24.6mm×7.2mm。右颈部可见数个淋巴结回声，大者约 27.3mm×9.1mm，以上淋巴结均位于 Ⅱ 区。超声诊断：甲状腺多发结节（目前结节考虑为 TI – RADS 3 级），双颈部淋巴结肿大（超声结构正常）。

　　甲状腺静态显像所见（图 34）：甲状腺位置、形态、大小未见异常，超声提示左叶中下部外缘结节处显像剂分布缺损，余部双叶内显像剂分布未见异常。余部扫描视野内未见异常显像剂分布区。诊断意见：甲状腺左叶"冷结节"，建议进一步行甲状腺肿瘤阳性显像。

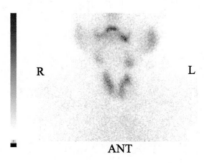

图 34　甲状腺静态显像：甲状腺位置、形态、大小未见异常，
超声提示左叶中下部外缘结节处显像剂分布缺损，
余部双叶内显像剂分布未见异常

甲状腺肿瘤阳性显像所见（图35）：注药后15分钟显像可见：甲状腺位置、形态、大小未见异常，甲状腺静态显像左叶"冷结节"处，此次显像见显像剂明显填充，余部双叶内显像剂分布未见异常，视野内余处未见显像剂分布异常浓聚区。注药后2小时显像可见：甲状腺双叶显像剂分布明显减淡，原左叶内显像剂分布增浓区显像剂分布未见减淡，余部视野内未见显像剂异常浓聚区。检查提示：甲状腺肿瘤显像呈阳性改变。

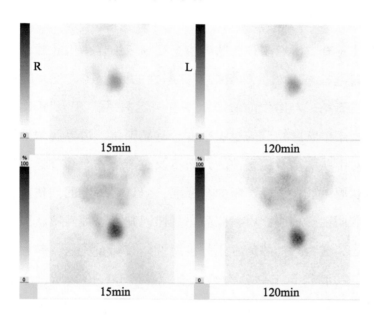

图35　甲状腺肿瘤阳性显像结果示：原甲状腺静态显像所示
左叶"冷结节"处见显像剂明显填充，
甲状腺肿瘤阳性显像呈阳性改变

诊断：甲状腺静态显像提示甲状腺左叶中下部"冷结节"，肿瘤阳性显像有明显的显像剂浓聚，高度支持阳性结果的诊断。

治疗及随访：对该患者进行甲状腺左叶中下部结节切除术，术中病理为甲状腺乳头状癌，进一步行甲状腺癌根治术。

病例分析

临床上，甲状腺结节是常见的甲状腺疾病，可表现为多发结节，也可表现为单发结节，有良性结节和恶性结节之分。临床诊断的关键是正确判断甲状腺结节的性质，准确区分结节的良恶性。以往普遍认为单发甲状腺结节恶性的可能性较大，而多发甲状腺结节中，绝大多数为良性病变。

临床检查方法有多种，超声检查在临床中作为甲状腺结节性质判断的首选检查方法，对于结节良恶性的判断具有较大的诊断价值，但检查结果与医生的诊断水平有一定关系。CT 及 MRI 检查可以大致观察甲状腺结节的组织密度、有无钙化、边界及颈部淋巴结情况，对甲状腺结节良恶性的判断不及超声检查。结节穿刺活检是目前甲状腺结节良恶性诊断的金标准，但具有一定的创伤性和一定程度的假阴性。核医学甲状腺静态显像因其可以判断甲状腺结节的功能状态，成为目前临床常用的良恶性结节筛查方法，其根据甲状腺结节的功能状态主要分为热结节、温结节、凉结节、冷结节四种，其中"冷结节""凉结节"的恶性程度较高，约 20%，单发"冷结节"的癌变发生率最高。因此对"冷、凉结节"的良、恶性判断尤为重要。

一般临床上怀疑甲状腺结节的患者常规行 $^{99}Tc^m O_4^-$ 甲状腺显像，如果显像提示"冷、凉结节"的诊断时，则需要进一步进行 $^{99}Tc^m$ – MIBI 亲肿瘤显像，$^{99}Tc^m$ – MIBI 具有亲肿瘤的特性，尤其在恶性肿瘤中聚集更为明显，可以用于恶性肿瘤与良性疾患的鉴别。由于结节处细胞代谢活跃，局部血供丰富促进 $^{99}Tc^m$ – MIBI 吸收起重要作用，因此恶性结节对于显像剂的摄取较多。$^{99}Tc^m$ – MIBI 主要滞留在亚细胞空间（线粒体），导致了肿瘤组织/细胞中高摄取且滞留时间长，在延迟显像时肿瘤组织中仍有$^{99}Tc^m$ – MIBI 聚集，而良性疾患和正常组织摄取少且排泄快，这样就与肿瘤组织之间表现有差异而可以区别出来。另外$^{99}Tc^m$ – MIBI 在人癌细胞中的摄取与细胞膜和线粒体膜的跨膜电位差有密切关系。恶性肿瘤细胞代谢旺盛，细胞膜和线粒体膜可产生并维持较高的电位差，从而促使$^{99}Tc^m$ – MIBI 在恶性肿瘤细胞内浓集。图像判断标准根据$^{99}Tc^m$ – MIBI 甲状腺亲肿瘤显像结果，原$^{99}Tc^mO_4^-$甲状腺显像为"冷、凉结节"处有大量放射性浓聚，部分或不规则放射性浓聚，无放射性浓聚，分别判定为阳性、可疑阳性、阴性。

$^{99}Tc^m$ – MIBI 甲状腺亲肿瘤显像对于甲状腺癌的诊断筛选有较高的临床价值，但其特异性低，其聚集的多少依赖于甲状腺组织的活力，一些良性病变如代谢活跃的甲状腺腺瘤及炎性结节均可呈$^{99}Tc^m$ – MIBI 阳性显像，其原因可能与$^{99}Tc^m$ – MIBI 在体内分布机制有关，故应密切结合临床表现及相关甲状腺激素水平、甲状腺自身抗体等检查来综合判定，对于有炎性结节形成的甲状腺炎没有必要手术。

病例点评

一般临床上颈部彩超发现甲状腺结节后，甲状腺静态显像作为首选，对结节的功能状态进行初步的判断，当发现显像结果提示"冷结节"或"凉结节"时，恶性病变的可能性相对更大，此时配合甲状腺肿瘤阳性显像，对病变进行进一步的判断，对于鉴别诊断良恶性结节有较大的帮助，当甲状腺肿瘤阳性显像提示"冷、凉结节"处出现明显的显像剂充填改变，延迟显像未见减淡时，则恶性病变的可能性大，从而对结节的良恶性做出了较为准确的判断。

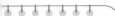

011 甲状旁腺显像在甲状旁腺功能亢进症中的应用一例

病历摘要

患者女性，72 岁，临床以发现血钙升高 5 年，右侧甲状旁腺占位 4 天为主诉入院。患者 5 年前发现血钙升高，未行进一步检查，后因乳腺癌术后到医院复检，再次提示血钙升高，为 3.14mmol/L，为求进一步确诊血钙升高的原因进行了相关检查。

体格检查：患者近来全身骨痛。

辅助检查：

血清离子测定：血钙测定 2.81mmol/L（正常值范围 2.17 ~ 2.57mmol/L），无机磷测定 0.71mmol/L（正常值范围 0.81 ~ 1.52mmol/L），甲状旁腺激素为 256.90pg/ml。

腹部 CT 检查：提示胆囊多发小结石，左肾小结石或血管壁钙化。

颈部彩超：甲状腺回声欠均，网状，甲状腺左叶结节伴液化条样钙化，甲状腺双叶腺体旁实质性回声，不除外甲状旁腺源性病变，双颈部未见明显异常肿大淋巴结。

甲状旁腺增强 CT：甲状腺右叶后缘见不规则肿块影，大小约为 1.5cm×0.8cm，增强后略低于甲状腺，其内可见结节状低信号灶，局部与甲状腺右叶分界不清。甲状腺左右叶略增大，其内见多发小结节状低密度影，大者位于左叶，大小约为 0.8cm×0.6cm，平扫47.1HU，动脉期241HU，呈明显强化。颈部未见明显肿大淋巴结显示。诊断意见：右侧甲状旁腺结节性病变，腺瘤可能性大。甲状腺多发结节性病变，请结合临床及相关检查。

甲状旁腺显像（**图36**）：注药显像剂后15分钟显像可见：甲状腺双叶位置、大小正常，双叶下部见显像剂分布增浓区，余部双叶显像剂分布未见异常，视野内余处未见显像剂分布异常浓聚区，双叶下部显像剂分布异常浓聚影。SPECT/CT断层融合显像见图37、图38。注药后2小时显像可见：甲状腺左叶下部显像剂分布增浓区未见明显减淡，甲状腺右叶下部显像剂分布增浓区略有减淡，余部双叶显像剂分布明显减淡，余部视野内未见显像剂异常浓聚区。结论：甲状腺左叶下部显像剂分布增浓影，甲状旁腺高功病变改变可能性大；甲状腺右叶下部显像剂分布增浓区，延迟显像有所减淡，甲旁亢不除外。

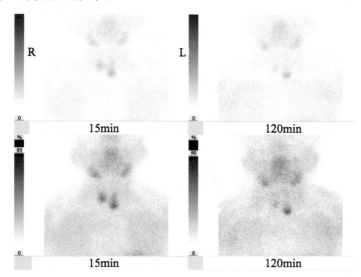

图36　甲状旁腺显像：早期显像示甲状腺双叶下部显像剂分布增浓影，
延迟显像左叶下部显像剂分布增浓影未见减淡，
右叶下部显像剂分布增浓影略有减淡

诊断：双侧甲状旁腺高功能病变改变。

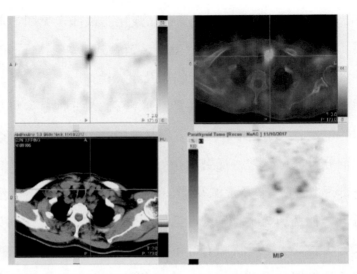

图 37　SPECT/CT 融合显像：甲状腺左叶下部显像剂分布增浓区，
相应部位 CT 图像示甲状腺左叶后方软组织密度影

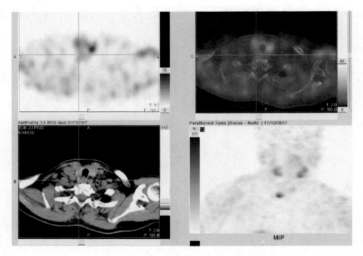

图 38　SPECT/CT 融合显像：甲状腺右叶下部显像剂分布增浓区，
相应部位 CT 图像示甲状腺左叶后方软组织密度影

治疗：给予手术治疗，行双侧甲状旁腺病灶切除术。术后病理回报：A（右下位旁腺）甲状腺腺瘤样增生，B（左下位旁腺）旁腺腺瘤。

随访：术后复查甲状旁腺激素及血清钙磷水平恢复正常范围。

病例分析

　　正常的甲状旁腺位于甲状腺后，上下各一对，单个甲状旁腺长6mm，宽3～4mm，厚0.2～2mm，约25mg。甲状旁腺通过三种细胞（主细胞、嗜酸性细胞、透明细胞）分泌甲状旁腺激素调节骨的钙磷代谢，维持体内的钙磷平衡。

　　甲状旁腺功能亢进是临床上一种常见的疾病，指甲状旁腺分泌过多甲状旁腺激素（PTH）。甲状旁腺自身发生了病变，如过度增生、瘤性变甚至癌变，或由于身体存在其他病症，如长期维生素D缺乏等都可能导致甲状旁腺功能亢进。甲状旁腺功能亢进可导致骨痛、骨折、高钙血症等。根据临床分型，甲状旁腺功能亢进可以分为三种不同类型：原发性甲状旁腺功能亢进症（primary hyperparathyroidism，PHPT）、继发性甲状旁腺功能亢进症（secondary hyperparathyroidism，SHPT）及三发性甲状旁腺功能亢进症（tertiary hyperparathyroidism，THPT）。临床上原发性和继发性比较常见，而三发性则极为少见。原发甲状旁腺功能亢进，其中80%～90%为甲状旁腺腺瘤所致，10%～15%为甲状旁腺增生，1%～4%为甲状旁腺癌。临床表现主要有以下几个方面：（1）骨系统症状；（2）肾脏病变；（3）高钙血症与高钙尿症。临床治疗主要以手术治疗为主。因此手术前的明确诊断尤为重要。

　　目前，原发性及继发性甲状旁腺功能亢进的临床诊断有多种方法，如超声检查、CT、MRI、放射性核素显像等。以手术及病理结果为金标准：甲状旁腺功能亢进组织（包括腺瘤、腺癌及增生）均可呈阳性表现。其中超声、CT、MRI检查可以获得病变部位的解剖

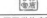

结构，但因无法判断病变的功能状态，因此，存在一定程度的假阳性及假阴性诊断。

核医学检查，因其功能显像的特点，可以对病灶的功能状态进行判断，从而从细胞水平提高了疾病的诊断价值。$^{99}Tc^m$ – MIBI 甲状旁腺显像是目前临床应用广泛，且结果可靠的术前定位方法之一，适用于甲状旁腺功能亢进症病因诊断，甲状旁腺增生、腺瘤定位、异位甲状旁腺的诊断。甲状旁腺对$^{99}Tc^m$ – MIBI 的摄取取决于腺体血流量、腺体体积及线粒体功能。功能亢进的甲状旁腺组织线粒体代谢旺盛，能够早期迅速摄取$^{99}Tc^m$ – MIBI。核素甲状旁腺功能显像是一种功能代谢显像方法，可以对功能亢进甲状旁腺组织的大小、形态和部位进行评价。

甲状旁腺显像检查方法有三种，分别为（1）$^{201}Tl/^{99}Tc^mO_4^-$ 显像减影法；（2）$^{99}Tc^m$ – MIBI$/^{99}Tc^mO_4^-$ 显像减影法；（3）$^{99}Tc^m$ – MIBI 双时相法，后两种方法临床较常用。双核素"减影"法显像原理是，$^{99}Tc^m$ – MIBI 可同时被甲状腺和甲状旁腺组织摄取，而示踪剂 $^{99}Tc^mO_4^-$ 只能被甲状腺组织摄取，分别应用$^{99}Tc^m$ – MIBI 和$^{99}Tc^mO_4^-$ 两种显像剂进行显像，并将两者获得的图像进行对比。由于两种示踪剂均含有$^{99}Tc^m$，因此可以进行两者图像的减影，从而识别功能亢进的甲状旁腺病灶组织。$^{99}Tc^m$ – MIBI 单核素"双时相"显像技术，利用了$^{99}Tc^m$ – MIBI 能同时浓聚于甲状腺和甲状旁腺组织内的特点，功能亢进的甲状旁腺肿瘤组织对$^{99}Tc^m$ – MIBI 的摄取明显高于正常甲状腺组织，而洗脱速度明显慢于周围的甲状腺组织，从而$^{99}Tc^m$ – MIBI 在功能亢进的甲状腺组织中的滞留时间要明显长于正常甲状腺组织，显示为在甲状旁腺内浓度与甲状腺内浓度差值逐渐增加，如此就能清晰显示甲状旁腺病灶。因此，采用延迟显像并与早期影像进行比较，能够诊断功能亢进的甲状旁腺

笔记

病灶。

　　一般静脉注射示踪剂$^{99}Tc^m$ – MIBI 370MBq 后，于 15min 采集早期相、2h 采集延迟相（共采集 2 幅平面图像），扫描视野包括下颌角至心脏的范围。$^{99}Tc^m$ – MIBI 双时相平面显像时，正常甲状腺实质在延迟相上不显影或仅轻度显影，如果早期相及延迟相均示甲状腺区域、甲状腺外的颈部或纵隔区单个或多个异常放射性浓聚区，且放射性浓聚区消退不明显，或仅延迟期可见明显放射性浓聚，是典型功能亢进的甲状旁腺组织显影特征。单发腺瘤的体积较增生灶偏大，能够摄取更多的显像剂，使其易在平面显像中辨识。但因甲状旁腺的典型位置位于甲状腺后方，一部分甲状腺病变也引起显像剂的异常摄取，此时平面显像难以区分甲状腺与甲状旁腺的放射性浓聚，容易出现假阳性的诊断，此时需要密切结合临床病史及相关检查进行鉴别诊断。

　　此外随着核医学 SPECT/CT 断层融合显像技术的出现，通过同机 CT 与 SPECT 图像的配合观察，同时获得病变部位的功能状态影像及精确的解剖定位及组织密度分辨，从而能够精确定位放射性浓聚灶的确切部位，帮助鉴别甲状腺结节与功能亢进的甲状旁腺病变。SPECT/CT 融合图像诊断标准：甲状旁腺区结节状软组织影，同时伴有放射性浓聚判定为阳性。有文献报道建议采用早期 SPECT/CT 融合显像，因为甲状旁腺组织对 $^{99}Tc^m$ – MIBI 的摄取机制与腺体血流量有关，注射显像剂早期功能亢进的甲状旁腺组织可最大程度聚集 $^{99}Tc^m$ – MIBI，从而提高甲状旁腺功能亢进病灶的诊断准确性。另外，由于异位甲状旁腺组织可沿甲状旁腺细胞迁移至正常甲状旁腺位置之外，扫描野的设定范围应包括颈部和纵隔。然而，10%～20% 的甲状腺及甲状旁腺清除速率相似，导致能够快速清除显像剂的甲状旁腺病灶被漏诊。除此之外，甲状腺热结节的存在有可能导致误诊的发生，也有部分甲状旁腺腺瘤或增生组织，因 p - 糖蛋白表达水平较高，对$^{99}Tc^m$ - MIBI 的洗脱速度较快，使病灶在延迟期出现放射性低摄取或不摄取而呈假阴性。

临床实践表明，$^{99}Tc^m$ - MIBI 双时相甲状旁腺显像法，对原发性甲状旁腺功能亢进的定位诊断敏感度和准确度要比 CT 诊断、MRI 诊断及 B 超诊断等要高，是临床诊断甲状旁腺功能亢进的有效方法。

🔟 病例点评

此患者全身骨痛，高血钙、低血磷，血清甲状旁腺激素水平增高，提示甲状旁腺功能亢进症的诊断检查也可发现部分甲状旁腺异常，但特异性不高，无法判断颈部异常病灶是否为功能亢进的甲状旁腺组织。核医学甲状旁腺显像中，$^{99}Tc^m$ - MIBI 能同时被正常甲状腺组织和功能亢进的甲状旁腺摄取，而甲状腺组织对$^{99}Tc^m$ - MIBI 的清除较快，功能亢进的甲状旁腺清除较慢，双时相对比观察有利于甲状旁腺功能亢进病灶的检出，同时配合 SPECT/CT 断层融合显像，可以对异常病灶更精确地进行定性及定位诊断，对于判断甲状旁腺功能亢进症的原因有着无法比拟的优势。

012 肝胆动态显像在急性胆囊炎诊断中的应用一例

病历摘要

患者男性，62岁，以"右上腹疼痛7天"为主诉入院，7天前出现右上腹压痛，疼痛持续2小时后自行缓解，其后间断出现疼痛，当地医院就诊行彩超检查提示"胆囊结石"，给予抗炎对症治疗后无明显改善，前述症状反复发作，疼痛时间延长，偶伴发热。

既往先天性心脏病、高血压史，药物控制。

入院检查： 血压113/80mmHg、心率90次/分、呼吸16次/分，体温37.2℃。神清语明，查体合作。右上腹压痛，Murphy征（−），肝脾肋下未触及，肠鸣音3~4次/分。

辅助检查： 腹部增强CT检查所见肝脏大小正常，表面光滑，各叶比例正常，密度均匀，未见异常密度影。肝内外胆管未见明显扩张。胆囊增大，壁增厚，颈部可见高密度结节影。胰腺形态密度未见异常，脾不大，密度均匀。结果提示胆囊炎，胆囊结石。血常规：白细胞计数：$11.8 \times 10^9/L[(1.1 \sim 3.2) \times 10^9/L]$，淋巴细胞$0.66 \times 10^9/L[(1.1 \sim 3.2) \times 10^9/L]$，粒细胞计数$10 \times 10^9/L[(1.8 \sim 6.3) \times 10^9/L]$。血清直接胆红素测定：$22.2\mu mol/L$（$0 \sim 6.8\mu mol/L$），血清总胆红素测定：$38.5\mu mol/L$（$3.4 \sim 20.5\mu mol/L$）。诊断明确后在局麻下行经皮胆囊穿刺引流术，术

笔记

后抗炎补液。

患者于 1 个月后再次入院，血清直接胆红素测定：6.3μmol/L（0 ~ 6.8μmol/L），血清总胆红素测定：14.4μmol/L（3.4 ~ 20.5μmol/L）。血常规：白细胞计数：6.13×10⁹/L[(1.1 ~ 3.2)×10⁹/L]，淋巴细胞 2.00×10⁹/L[(1.1 ~ 3.2)×10⁹/L]，粒细胞计数 3.43×10⁹/L[(1.8 ~ 6.3)×10⁹/L]。

禁食 8 小时后行肝胆动态显像评价胆囊功能（图 39），影像所见：注药后心肾一过性显影，4min 起肝脏显影清晰，位置、形态、大小及显像剂分布未见异常，14min 起左、右肝管，肝总管，胆总管及肠道相继显影，至 60min 时，肝影明显减淡，肠道内见多量显像剂分布，胆囊未见显影。延迟显像至 120min 时，胆囊仍未见显影。诊断意见：肝细胞摄取及排泄功能未见异常，胆道排泄未见梗阻，胆囊未显影。后于全麻下先行腹腔镜探查，胆囊与周围组织粘连较重，无法确切切除解剖胆囊三角，遂中转开腹，切除部分胆

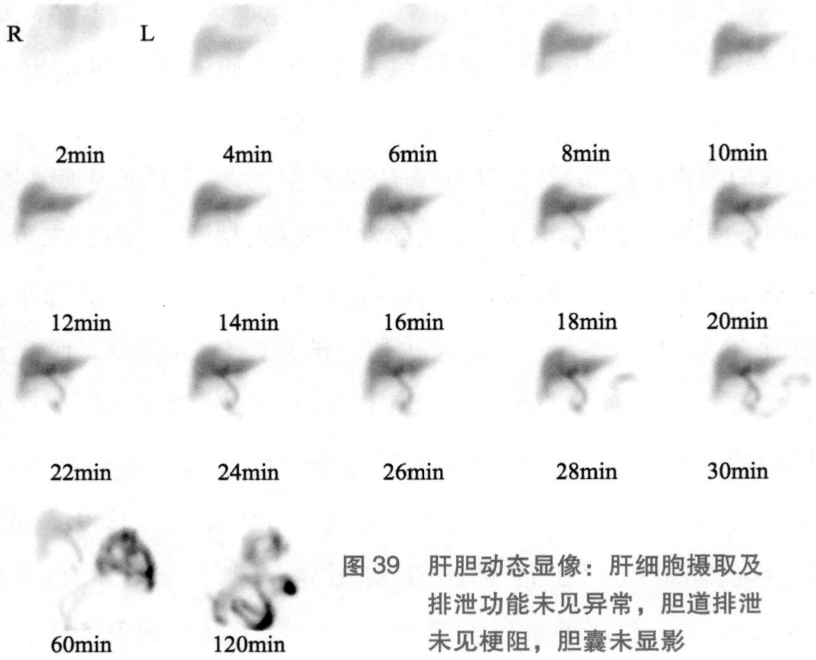

图 39　肝胆动态显像：肝细胞摄取及排泄功能未见异常，胆道排泄未见梗阻，胆囊未显影

囊，病理提示胆囊炎。术后抗炎、补液治疗，患者无腹痛、腹胀，引流管拔出，饮食二便正常，准予出院。

病例分析

　　急性胆囊炎是外科常见疾病，其发病率位居急腹症第 2 位，其中 90% ~95% 的急性胆囊炎由胆囊结石引起，胆囊结石造成的胆囊管受阻，胆囊黏膜水肿后中性粒细胞浸润，接着黏膜发生溃疡，出血和坏死。患者可出现急性的右上腹绞痛，持续数小时或数天，常见症状有发热和白细胞升高。

　　肝胆动态显像的原理是静脉注射显像剂后，显像剂可被肝细胞摄取，随后迅速被分泌到毛细胆管，经肝总管、胆囊、胆总管排至肠道。在体外可以观测到显像剂被肝脏摄取、分泌、排泄的全过程，直观获得肝脏、胆囊的功能及胆道通畅情况等方面信息。

　　急性胆囊炎是肝胆核素显像的最常用适应证，在发病的情况下，肝脏影像正常，肝胆管显影，肠道排泄相正常，而胆囊持续不显影，证实急性胆囊炎的临床诊断。本例患者发病时出现腹痛及发热，血清直接胆红素及总胆红素水平升高，白细胞明显增高，增强 CT 检查提示胆囊炎、胆囊结石，肝胆动态显像的结果与这些临床表现相佐证，可以考虑患者为急性胆囊炎。但是肝胆动态显像仍有假阳性的可能，常见于禁食时间小于 4 小时或大于 24 小时、严重的肝细胞病变、肝功能不全、慢性胆囊炎、营养过度、酒精中毒及胰腺炎。本例患者发病 1 个月，肝功能除胆红素外均未见明显异常，既往无饮酒史及胰腺炎病史，检查前禁食 8 小时，可考虑排除假阳性可能。

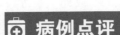

病例点评

　　肝胆核素显像较之 X 线口服或静脉胆道造影更简便、快速、准确、安全，准确性前者为 95%，后者为 86%。静脉注射胆囊造影剂虽然能使胆管显影，但对于甲亢、碘过敏、肝功能严重损伤，以及黄疸等是绝对禁忌的。超声能检出胆囊壁的厚度、胆管的直径等，但对监测胆囊管功能状态、闭塞与否不够准确，声像多为非特异性的和继发的病理表现。

　　对于急性胆囊炎，肝胆动态显像比超声更具优势，因其可反应胆汁动力学过程，所以可表现急性胆囊炎潜在的病理生理改变：胆管阻塞，显像剂不能够进入胆囊。对大多数患者来说，结石是阻塞的主要原因，然而在一些病例中，由于结石的形态较小，或影像技术限制，此类结石在解剖影像中不易于发现。还有 5% ～ 10% 的急性胆囊炎是无结石的，多见于术后、严重创伤、烧伤或其他严重疾病，由于这类患者有诸多临床问题，增大了诊断的难度，造成不良后果。少数患者的胆囊阻塞由扭转、纤维化、粘连、异常血管、肿瘤或淋巴结肿大引起。其他情况下，阻塞是由水肿、浓缩胆汁或细胞碎片引起。相关报道表明肝胆动态显像发现急性胆囊炎的灵敏度、特异度、准确度分别为 100%、17%、72%。而阴性预测值和阳性预测值分别为 100% 和 70%。

参考文献

1. Ziessman H A. Hepatobiliary Scintigraphy in 2014. Journal of Nuclear Medicine Official Publication Society of Nuclear Medicine，1998，39（2）：311.

2. Hung B T，Traylor K S，Wong C Y O. Revisiting morphine – augmented

hepatobiliary imaging for diagnosing acute cholecystitis: the potential pitfall of high false positive rate. Abdominal Imaging, 2014, 39 (3): 467 – 471.

013 肝胆动态显像在胆道梗阻诊断中的应用一例

病历摘要

患者女性，40 岁，以"上腹痛半月余"为主诉入院，患者于半个月前进食后出现上腹疼痛，持续性疼痛逐渐加重，发病时恶心呕吐，于当地医院诊断为"胆囊结石"，行抗炎补液治疗 1 周，症状缓解。

既往史：强直性脊柱炎 10 年，无吸烟、饮酒史。

入院检查：血压 128/76mmHg、心率 82 次/分、呼吸 16 次/分，体温 37.5℃。神清语明，查体合作。右上腹压痛，无反跳痛及腹肌紧张，Murphy 征（－），肝脾肋下未触及，肠鸣音 3~4 次/分。

辅助检查：MRCP：肝内胆管走行正常，未见明显扩张，胆总管及左右肝管显影良好，管径无增粗，胆囊萎缩，其内见多个小结节样低信号影，胰管显影良好，未见明显扩张。血常规：白细胞计数：4.88×10^9/L[$(3.5 \sim 9.5) \times 10^9$/L]，淋巴细胞 2.59×10^9/L[$(1.1 \sim 3.2) \times 10^9$/L]，粒细胞计数 1.78×10^9/L[$(1.8 \sim 6.3) \times 10^9$/L]。血清直接胆红素测定：2.1μmol/L（0 ~ 6.8μmol/L），血清总胆红素测定：7.0μmol/L（3.4 ~ 20.5μmol/L）。拟行手术治疗前行肝胆动态显像，影像所见（图40）：注药后心肾一过性显影，

4min 起肝脏显影清晰，位置、形态、大小及显像剂分布未见异常，8min 起左、右肝管，肝总管，胆总管及肠道相继显影，胆囊 20min 起开始显影，至 60min 时，肝影明显减淡，肠道内未见明显显像剂分布，胆囊大小正常，其内显像剂均匀浓聚，胆总管内见一定量显像剂滞留。进食脂餐 30min 延迟显像，胆囊形态同前，排胆分数 33%。

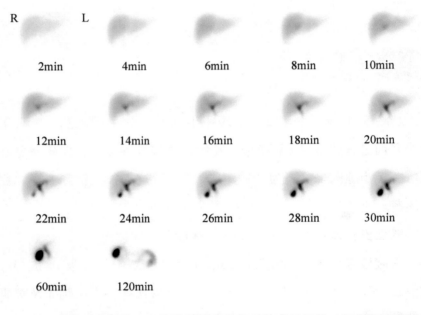

图 40　肝胆动态显像：肝细胞摄取及排泌功能未见异常，胆总管显像剂
通过缓慢，肠道显影延迟，考虑胆道不全梗阻性病变可能性大，
胆囊充盈未见异常，排泄功能降低

诊断意见：肝细胞摄取及排泌功能未见异常，胆总管显像剂通过缓慢，肠道显影延迟，考虑胆道不全梗阻性病变可能性大，胆囊充盈未见异常，排泄功能降低。于全麻下经胆囊管造影见肝内外胆管通畅，未见确切结石和肿物，完整切除胆囊，内见多发胆色素结石。术后给予患者抗炎等对症支持治疗，恢复良好，无发热、腹痛腹胀，已进食，无不适，准予出院。

病例分析

胆道梗阻的临床表现多种多样，主要取决于病程、程度及梗阻的位置。逐渐加重的无痛性黄疸常见于恶性肿瘤。胆石症会引起突然出现的严重腹痛伴有完全性的胆管梗阻。急性高位胆道梗阻的经典图像表现为肝脏摄取功能正常，由于胆道内压力增高而没有胆道的分泌。24小时延迟显像时，通常表现为只有一个肝脏的图像。对于低位胆道梗阻，随着时间延长，显像剂会进入胆管，但比非病理情况下的显影时间滞后，而且肠道不见显影。不完全性胆道阻塞常由结石造成，会产生症状的波动，伴正常或低水平的高胆红素血症。小结石可以排入十二指肠并伴随暂时性症状。梗阻性早期血清碱性磷酸酶升高，由胆管上皮细胞释放，是诊断的敏感指标。从破损的肝细胞中释放出的肝酶在无并发症胆总管结石中是正常的，但随着胆管炎和肝功能障碍的加重而增加。胆道的完全或部分梗阻可造成胆道压力及胆汁成分改变，同时细菌繁殖生长并产生毒素，通过充血水肿损伤胆管壁入血，引起胆道的感染。

有研究表明不完全梗阻的胆道感染率较完全梗阻高，原因在于胆总管不全梗阻时Oddi括约肌受损导致肠道微生物逆行进入胆道引起胆道感染，且梗阻部位越低，滞留的胆汁量越大，更易继发胆道感染。肝胆动态显像对诊断不完全性胆总管梗阻有很大作用。其特征性表现为肝脏摄取、分泌正常，胆囊正常显影，胆管排泄延缓，最常见于肝总管和胆总管，显像剂自胆道至肠道的转移延迟（大于60min），可有胆道节段性狭窄、突发渐变的胆道中断，管腔充盈缺损及狭窄部位以上的管腔扩张，胆汁动力学异常。在该病例中，患者肝功、血常规均未见明显异常，但存在腹痛、恶心等症状，ERCP 提示胆囊内有结石，进一步行肝胆动态显像发现胆囊排泄功能降低，肠道显影延迟，符合胆道不全梗阻的表现。

当然，在肝功正常时，胆管内显像剂排泄的延缓和胆肠通过时间延长可以有其他病因。20% 的健康个体可以出现 60min 时胆道内显像剂的滞留和肠道显影延迟，其原因可能在于 Oddi 括约肌的张力较高。胆肠通过时间延长也见于慢性胆囊炎、胰腺炎等，应在诊断时予以鉴别。

病例点评

由胆石症引起的梗阻常伴有急性剧烈的胆绞痛。梗阻造成胆管内压力上升，进而胆管扩张。扩张的胆管在梗阻发生 24 ~ 72 小时后才能在解剖影像上显示。此类患者在发病状态下的超声检查结果可能会是阴性的；另有部分患者怀疑存在胆道梗阻，但并没有明显的黄疸，或是轻度肝功能损伤，超声结果正常，这些情况下行肝胆动态显像是有诊断价值的，对于上述的疾病状态，肝胆动态显像可以提供梗阻后的病理生理信息，对诊断有很大的帮助。超声和静脉胆道造影较难发现由结石造成的不完全性胆道梗阻，早期、低位或间歇性胆道梗阻的患者可能没有扩张的胆管。肝胆动态显像优势在于可以在产生形态学改变前揭示生理性异常。研究表明在诊断不完全性胆道梗阻时，肝胆动态显像优于超声，二者的敏感度分别为 98%、78%，二者特异性相似为 85% ~ 86%。胆道梗阻的诊断经常采用磁共振胆胰管造影，该方法不能很好地探查出小结石，但可以很好地呈现扩张的胆管、大的结石和肿瘤。

参考文献

查梅，张伟，刘心怡，等．胆道梗阻患者合并胆道感染对肝纤维化及肝功能的影响．实用医学杂志，2018，34（16）.

014. 肝胆动态显像在胆汁漏诊断中的应用一例

病历摘要

患者男性，61 岁。以"上腹疼痛 1 天"为主诉入院。

既往史： 胃癌胃大部切除术后 10 年，肠梗阻术后 7 年，无吸烟、饮酒史。

入院检查： 血压 118/82mmHg、心率 85 次/分、呼吸 16 次/分，体温 36.9℃。神清语明，查体合作。右上腹压痛，无反跳痛及腹肌紧张，Murphy 征（－），肝脾肋下未触及，肠鸣音 4 次/分。

辅助检查： 血常规:白细胞计数：$14.29 \times 10^9/L[(3.5 \sim 9.5) \times 10^9/L]$，淋巴细胞 $1.27 \times 10^9/L[(1.1 \sim 3.2) \times 10^9/L]$，粒细胞计数 $12.36 \times 10^9/L[(1.8 \sim 6.3) \times 10^9/L]$。血清直接胆红素测定：$8.0\mu mol/L(0 \sim 6.8\mu mol/L)$,血清总胆红素测定:$18.1\mu mol/L(3.4 \sim 20.5\mu mol/L)$。腹增强 CT 提示胆道低位梗阻，梗阻于胆总管胰腺段，胆总管结石所致。胆囊结石伴胆囊炎，肝内钙化灶或小结石，胰管轻度扩张。完善术前检查后行胆囊切除术，术中见胆囊腔内积脓且术区粘连严重。术后换药发现黏性液体渗出伴臭味，行全腹增强

CT怀疑结肠瘘，胆囊窝引流出少量黄色胆汁样液体。考虑患者存在胆汁漏，拔出胆囊窝引流管，于腹壁破溃处滞留引流管于胆囊窝，并负压吸引，给予患者禁食水及静脉营养等处理方案，后瘘口愈合。

进食2天后再次出现引流管分泌液体增多，为进一步确定是否仍有胆汁漏，行肝胆动态显像。影像所见（图41～图43）：注药后即刻开始动态显像，心肾一过性显影，4min起肝脏显影清晰，位置、形态、大小及显像剂分布未见异常。20min起左、右肝管，肝总管相继显影，至30min时胆总管见少量显像剂分布，至60min时，肝影明显减淡，肝内胆管、胆总管内间多量显像剂滞留，肠道内见少量显像剂分布，胆囊未见显影。延迟显像至120min，胆囊仍然未见显影，肝内外胆管仍可见多量显像剂滞留，胆总管局部扩张样改变，胆总管右旁见点状显像剂分布增浓影，断层显像定位于引流管局部，右下腹另见不规则片状显像剂分布增浓影，断层显像定位于腹壁。

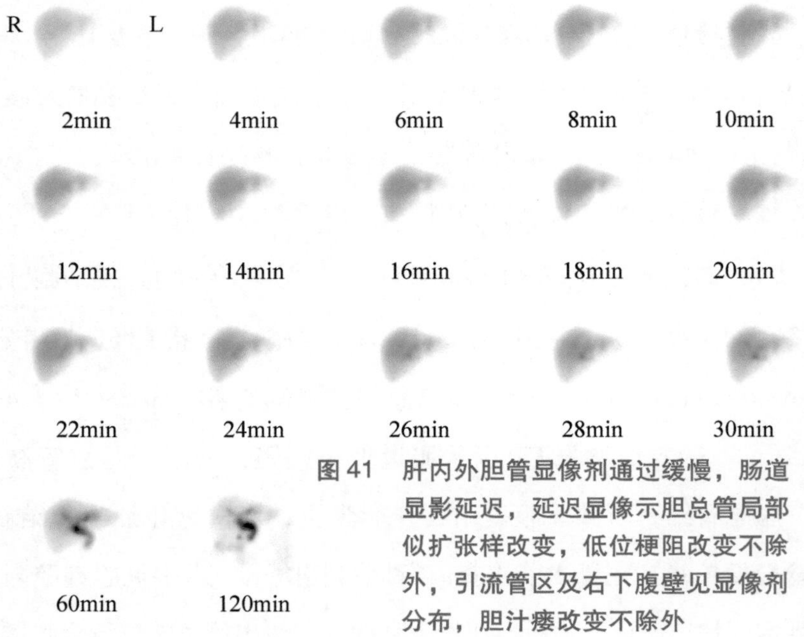

图41 肝内外胆管显像剂通过缓慢，肠道显影延迟，延迟显像示胆总管局部似扩张样改变，低位梗阻改变不除外，引流管区及右下腹壁见显像剂分布，胆汁瘘改变不除外

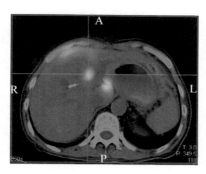

图 42　胆总管局部扩张样改变，胆总管右旁见点状显像剂
分布增浓影，断层显像定位于引流管局部

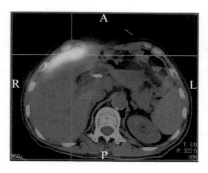

图 43　右下腹不规则片状显像剂分布增浓影，断层显像定位于腹壁

诊断意见： 肝细胞摄取及排泌功能未见异常，肝内外胆管显像剂通过缓慢，肠道显影延迟，延迟显像示胆总管局部似扩张样改变，低位梗阻改变不除外，引流管区及右下腹壁见显像剂分布，胆汁瘘改变不除外，请结合临床；胆囊未显影，符合术后改变。后考虑仍有胆汁漏的存在，按原治疗方案继续治疗。

病例分析

胆囊切除术后胆漏是常见的。胆囊切除术后少量的渗漏通常不会导致严重的内科并发症。既往较早的研究提示在开腹胆囊切除术后 2 ~ 4 小时行胆道造影，44% 患者发现有胆漏。大多数胆汁漏在临床上并没有显著意义。胆囊切除术后胆漏的原因往往是手术切除直接进入胆囊床的小胆管，较少见于术中对胆道的直接损伤。胆汁漏的症状在术后早期往往是轻微的和非特异性的。大多数肝周、肝后积液范围较小，一般无症状，可自行吸收。胆汁漏的症状通常是由局部炎症或压迫性的胆汁聚集或感染引起的。较严重的胆汁漏伴有胆汁性腹水会造成胆管或小肠损伤，需要及时修复。胆汁经过瘘口进入腹腔内部，并产生化学性腹膜炎和相关的细胞因子释放，导致液体经腹膜转运的严重改变。术后出现腹痛、发热、黄疸或胆汁性引流物的患者可能存在胆汁漏的可能，需要干预。如果可以及早地发现和治疗，致死率较低。CT 和超声对肝周积液、腹膜游离液体的探查敏感度较高，但不能确定积液的类型。术后积液除胆汁外还包括血清、血肿、淋巴囊肿和脓肿。肝胆动态显像可以确认液体来自胆道系统，帮助探查活跃的胆汁漏，并估算胆汁漏的速率。即使通过穿刺证实有渗漏，阴性的肝胆动态显像表明渗漏已经停止或足够缓慢，很可能会自发消失，并不需要过度治疗。快速的胆汁漏常常可以在放射性药物注射后的第一个 30 分钟到 60 分钟内检测到并定位，这个过程表现为肝胆结构外的快速的放射性浓聚。胆囊切除术后，胆汁漏多聚集于胆囊窝，或沿右侧结肠沟渗出，扩散到肝脏穹顶，或局限于左上腹。胆道漏可表现为包裹性积液，或胆汁瘤或扩散于全腹。

　　本病例在 120 分钟时通过脏器断层显像发现胆总管右旁显像剂分布增浓，可以高度怀疑为胆汁漏，并于肝脏周围见不规则的显像剂分布增浓区，考虑为肝周胆汁积液，从 CT 的表现上来看并未见肝周异常密度影。这个病例提示了肝胆动态显像对胆汁漏的诊断是具有高度的特异性和敏感性的。在本病例中结合了断层显像（SPECT/CT），可以打破平面像的二维限制，从三维的角度定位病灶位置，获得胆汁漏的走行和范围。SPECT/CT 显像实现了解剖和功能显像的同机融合，弥补了平面、SPECT 和 CT 各自的不足。一次性完成核医学与 CT 检查，提高了诊断效能，节省了医疗资源。

病例点评

肝胆动态显像可用于探查胆汁漏，可用于检测各种形式的胆漏，包括肝内渗漏，主动性外渗，胆汁性腹水，胆瘤，胃肠道器官瘘（如胃和结肠、皮肤和支气管），以及十二指肠溃疡穿孔的渗漏。手术引流区域的放射性增高是胆汁漏的直接证据，对引流道的仔细探查对诊断尤为关键。患者可能会有多个引流道，知道引流道的流向和生理性陷窝有助于诊断。延迟显像往往有助于探查和正确定位胆漏。当早期图像显示正常而临床怀疑存在胆汁漏时，进行延迟显像特别有用。延迟显像通常可以确认缓慢外渗和小范围的积液。SPECT/CT 可以从多角度观察图像，提高了诊断的准确性。

015 唾液腺动态显像在干燥综合征诊断中的应用一例

病历摘要

患者女性，62 岁，以"口干、眼干，伴周身关节疼痛 2 个月"为主诉入院，患者 2 个月前无明显诱因晨起后出现口干、眼干，伴指间关节、腕关节、肩关节，踝关节胀痛，疼痛较为剧烈，伴发作时运动度变弱，因疼痛无法用力，活动受影响。指间关节处有肿胀。晨起较重，下午症状自行略缓解。临床考虑为干燥综合征、类风湿关节炎。病来无咳嗽、咳痰，无发热、寒战，无恶心、呕吐，偶有腹胀、反酸、嗳气，精神可，饮食可，睡眠较差，二便正常，体重无明显变化。

既往冠心病史 18 年，无吸烟、饮酒史。

入院检查： 血压 103/53mmHg、心率 65 次/分、呼吸 16 次/分，体温 36.5℃。神清语明，查体合作，并未见明显异常。

辅助检查： 抗环胍氨酸多肽抗体检测 CCP1：56.1U/ml。抗核抗体 ANA：1：1000。补体 C_3：0.92g/L（0.6～1.5g/L），C_4：0.18g/L（0.12～0.36g/L）。类风湿因子：68.5U/ml（0.0～15.0U/ml）。抗 SSA 抗体 +，抗 SSB 抗体 3 +。抗链球菌溶血素 O 测定：103IU/ml（0～124IU/ml）。甲功甲炎：血清甲状腺球蛋白抗体测定 TGAb：283.69IU/ml（0～4.11IU/ml），TPOAb 血清抗甲状腺微粒体抗体测定 TPOAb：204.3IU/ml（0～5.6IU/ml），血清促甲状腺激素测定 TSH：3.21mIU/L（0～5.61mIU/L），血清游离甲状腺激素测定 FT_4：13.05pmol/L（9.01～19.05pmol/L），血清游离三碘甲状腺原氨酸测定 FT_3：3.95pmol/L（2.63～5.7pmol/L）。临床考虑为干燥综合征、类风湿性关节炎、自身免疫性甲状腺病。进一步行唾液腺动态显像，影像所见（图 44）：双侧腮腺位置、形态、大小、显像剂摄取分布未见异常，双侧颌下腺位置、形态、大小未见异常，显像剂摄取降低、分布稀疏。早期口腔内见少量显像剂分布，20min 酸刺激后各腺体影像迅速减淡，口腔内见多量显像剂分布。诊断意见：双侧腮腺摄取功能、酸刺激后排泄功能未见异常，双侧颌下腺摄取功能降低，酸刺激后有排泌，唾液腺自主排泌功能未见异常。

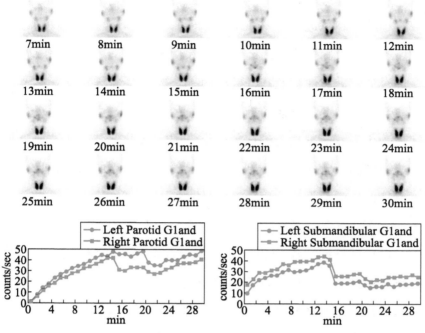

图 44　双侧腮腺摄取功能、酸刺激后排泄功能未见异常，双侧颌下腺
摄取功能降低，酸刺激后有排泌，唾液腺自主排泌功能未见异常

病例分析

　　干燥综合征（SS）是累及外分泌腺体慢性炎性反应性的自身免疫性疾病，多发病于老年女性，也可见于儿童。其在临床上主要表现为口干、眼干，可伴发有多种结缔组织病。在血清检查中会有多种自身抗体及高免疫球蛋白被检测出。干燥综合征主要分为原发性和继发性两类，前者指单纯的 SS，不伴有其他结缔组织病，后者指结缔组织病伴有干燥综合征，如类风湿性关节炎或系统性红斑狼疮等伴 SS。

　　在干燥综合征的诊断中，包括唾液流率测定、腮腺造影、唾液腺动态显像等检查。唾液腺动态显像是一种非侵入性、可重复操作的检查方法。经静脉注射的显像剂$^{99}Tc^mO_4^-$可随血流到达唾液腺，唾液腺小叶细胞可进行特异性摄取和分泌。在体外对唾液腺进行显像，以了解唾液腺位置、形态、大小和功能情况，对诊断唾液腺的急慢性炎症、占位性病变和各种原因导致的腺管阻塞等具有重要价值，尤其在干燥综合征诊断方面的应用最为广泛。唾液腺动态显像的定量分析为唾液腺功能的诊断提供了很大帮助，客观地数据分析减少了不同阅片者对图像的判别差异，给出更可靠的结论，且可以通过治疗前后的数据对比评价唾液腺功能对治疗的反应。定量分析的方法如下：采集前后分别测量注射前注射器内的放射性总计数及注射后的残留计数，应用感兴趣区勾画技术，分别勾画双侧腮腺、双侧颌下腺的感兴趣区，计算机自动生成时间—放射性曲线，根据公式计算可以得到各腺体的摄取值及排泌分数。唾液腺功能的受损主要体现在摄取和排泌功能两大方面，病变早期一般为分泌功能受损，病情逐渐发展会累及摄取功能。本病例中患者双侧腮腺的排泌功能降低，双侧颌下腺的摄取功能降低，结合血生化结果，符合干燥综合征的表现。另外，在唾液腺动态显像的图像中，扫描范围包括了甲状腺在内，也可以通过对甲状腺摄取功能的评价提示临床是否存在甲状腺病变，在本病例中，甲状腺双叶显像剂分布弥漫增浓，与患者的甲功甲炎水平相佐。

病例点评

目前国际通常采用诊断干燥综合征的分类标准为2002年欧美合议标准，我国借鉴国际经验，基本采用了该标准。SS患者常出现口干，其病理原因是唾液腺周围有大量淋巴细胞浸润和导管上皮细胞增生，致使导管管腔狭窄，长期会使腺体萎缩、唾液分泌减少。但 SS 的诊断更依赖于客观上腺体功能损伤的实验室检查。腮腺造影、唇黏膜活检虽是一种可靠的方法，但由于其有创、操作复杂，并不能广泛开展。唾液腺动态显像是一种无创性的检查方法，通过定量的方法可以客观地反映检查中各时间点的唾液腺功能，并通过外源性的酸刺激评价唾液腺的分泌功能，为临床的诊断提供有力证据。

参考文献

邹惠峰，沈阳，尤嘉熙 . 唾液腺显像诊断干燥综合征 . 中国医学影像技术，2017，3（3）.

016 胃肠道出血显像一例

病历摘要

患者女性，41 岁，以"肝硬化 2 年，黑便 3 天"为主诉入院，2 年前诊断慢性乙型肝炎、肝硬化、贲门失迟缓术后、浅表性胃炎、缺铁性贫血，予对症治疗。患者于入院 3 天前无明显诱因出现黑便，表面带暗褐色血，量约 300ml，无呕血，无腹痛，无黑蒙、晕厥，进行输血、补充血容量、止血等治疗。病来无发热，偶有咳嗽，无咳痰，无头晕、头迷，无胸闷及呼吸困难，无恶心呕吐，无尿频尿急尿痛，睡眠不佳，饮食可，精神可，体力差，小便如常，近期体重无明显变化。

既往史：10 年前行贲门扩张术。无吸烟、饮酒史。

　　入院检查血压：99/60mmHg、心率 64 次/分、呼吸 20 次/分，体温 36.8℃。超声：肝弥漫损伤性改变，胆囊壁增厚，不光滑，脾大，腹水。凝血 3 项：PT 18.2s，PTR 56%，Fg 1.28g/L。肝功：血清白蛋白测定 ALB 13.4g/L（40 ~ 55g/L），血清总蛋白测定：21.6g/L（65 ~ 85 g/L）。血小板计数 PLT 118×10^9/L[（125 ~ 350）$\times 10^9$/L]。腹部增强 CT 诊断意见：肝硬化，脾大，腹水，食管下段扩张积液，食管裂孔疝。结肠及直肠内积血？临床高度怀疑消化道出血，进一步行胃肠道出血显像。胃肠道出血显像影像所见（图 45）：心脏、肝脏、脾脏、双侧肾脏可见显影，形态轮廓欠清晰，双侧髂动脉隐约显影，至 60min 时，腹腔内未见明显异常显像剂浓聚区。注药后 4 小时延迟显像：右侧中下腹部间条形显像剂分布增浓影。注药后 5 小时显像：上腹部约横结肠区，右侧中下腹部约结肠区及下腹部约回肠区间条状显像剂分布增浓影。诊断意见：

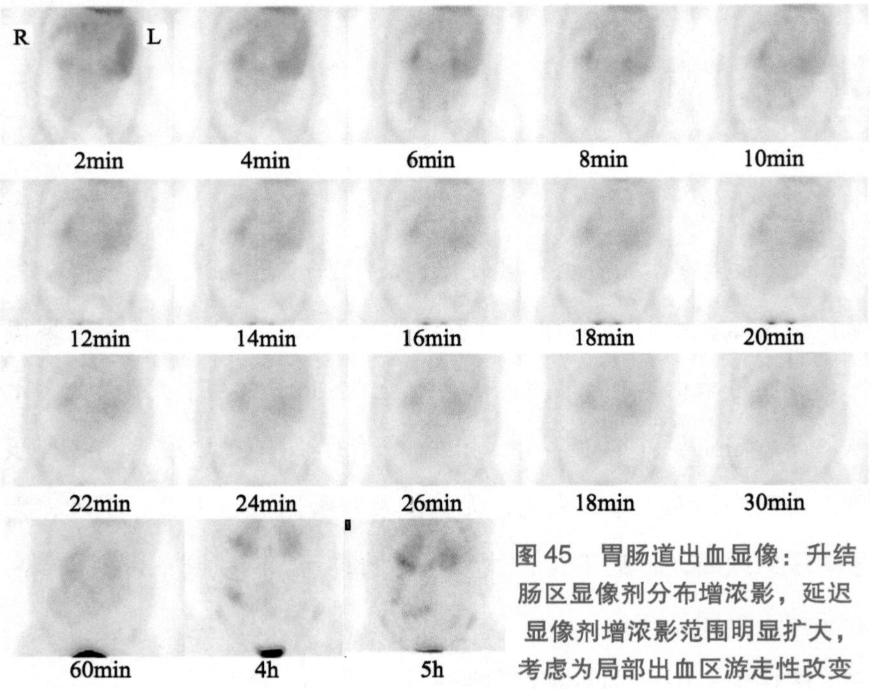

图 45　胃肠道出血显像：升结肠区显像剂分布增浓影，延迟显像剂增浓影范围明显扩大，考虑为局部出血区游走性改变

升结肠区显像剂分布增浓影，延迟显像剂增浓影范围明显扩大，考虑为局部出血区游走性改变。

病例分析

　　胃肠道出血的准确定位诊断至关重要，特别对于多次、反复出血而使用常规检查方法不能确定出血部位的患者尤为重要。上消化道出血可以用纤维胃镜进行定位诊断和治疗，但下消化道出血确定出血部位比较困难。消化道出血核素显像是 $^{99}Tc^m$ – RBC 不断从血管破裂处溢出进入消化道，相应部分出现放射性浓聚，可以对全消化道进行检测。$^{99}Tc^m$ – RBC 显像定位胃肠道出血的灵敏度可达 85% ~ 90%。可以探测到出血量仅为 2 ~ 3ml 的出血部位。

　　活动性消化道出血的典型表现为：显像剂进入肠腔内，放射性分布随着时间变化，在肠道内移行。小肠出血的位置难以确定，通常静脉注射胰高血糖素抑制肠蠕动。相关研究表明胃肠道出血显像是探查胃肠道出血最敏感的影像学手段，能够在足够长的时间内多次、反复显像，常用于间歇性胃肠道出血患者。其他优点包括操作容易，为非侵入性检查。不足在于检查的时间较长，在紧急情况下完成检查困难，以及定位和确定出血的具体原因的能力有限。鉴于伽马相机的静态和二维平面成像，出血部位可能在大肠或小肠定位不准。

　　本病例采用了断层融合显像，核素分布图像可以提示出现出血的大致位置，经断层显像与 CT 图像融合后可以获得出血的走行，帮助判断出血的部位。此外，考虑到图像获取为非连续性，外渗的放射性标记血液可能为出血的起源，但也可能是从上游出血部位蠕动到观察到的部位的。理想情况下，阳性的 $^{99}Tc^m$ – RBC 扫描将显

笔记

示出血部放射性分布增加。在扫描期间，积累的放射性血液会因胃肠蠕动而在胃肠道上移动。为了更好地定位出血源，检查注意血液移动的轨迹，以确定出血是在小肠内还是在大肠内。确诊后，可以结束检查。石希敏等人对放射性核素显像在消化道出血急救中的临床应用进行研究，结果提示 54 例患者行核素消化道出血显像，检查阳性为 44 例，阳性率为 81.5%，敏感性为 97.7%，特异性为 81.8%。33 例接受 CT 相关检查，15 例阳性，阳性率为 45.4%，49 例接受内镜检查，阳性率为 77.6%。

病例点评

内镜对上消化道出血及降结肠、乙状结肠等部位的出血比较有优势，探查到出血的同时可以给予治疗，但仍存在探查的盲区，小肠的出血往往监测不到。多层螺旋 CT 扫描速度快，空间分辨率、密度分辨率高，在诊断消化道出血时较常用，但是对于出血速率较低或者间歇性出血的情况，CT 检查的假阴性率较高。数字成像血管造影可用于急性的消化道出血的定位和诊断，但受出血速率、患者呼吸及肠道蠕动等因素的影响，其阳性率不高。放射性核素胃肠道出血显像的优势在于无侵入性，检查安全无痛苦，且可观察到整个消化道，无部位的局限性，加之断层融合显现，更可确切的了解存在放射性血液的部位及血液的流向，进而帮助判断出血的部位，为治疗提供有力的依据。

参考文献

石希敏，景红丽，李方，等. 放射性核素显像在消化道出血急救中的临床应用. 中国医刊，2017，52（4）.

017 肺通气灌注显像在肺栓塞诊断中的应用一例

病历摘要

患者女性，59 岁，以"间断胸闷 3 个月，加重伴气短 10 日"为主诉入院，3 个月前无明显诱因出现胸闷症状，偶有发作，期间着凉后症状加重，行肺增强 CT 提示双肺动脉栓塞。

既往无其他病史，无吸烟饮酒史。

入院检查： 血压 104/66mmHg、心率 74 次/分、呼吸 17 次/分，体温 36.5℃。皮肤黏膜无苍白，口唇无发绀，双肺呼吸音弱，未闻及湿啰音。血浆 D - 二聚体测定：D - D 3.41μg/ml（0 ~ 0.5μg/ml）。肺动脉 CTA 提示双肺动脉主干及肺动脉各分支栓塞。行溶栓及华法林抗凝治疗后症状好转，再次复查肺动脉 CTA 提示未见异常改变。复查 D - 二聚体 D - D 2.01μg/ml，考虑 D - 二聚体仍有升高，进一步行肺通气灌注显像看是否仍有肺栓塞。影像所见（图 46）：肺灌注显像：左肺上叶前段、左肺下叶背段见显像剂分布稀疏缺损区，余部双肺内显像剂分布基本均匀，未见异常显像剂分布稀疏缺损及增浓区。肺通气显像：双肺内显像剂分布基本均匀，未见异常显像剂分布稀疏缺损或增浓区。分肺血流比：左肺/全肺 = 43.01%；右肺/全肺 = 56.99%。

诊断意见： 左肺上叶前段、下叶背段血流灌注降低，相应部位通气功能未见异常，考虑肺栓塞改变。经过继续治疗后再次复查肺通气灌注显像示左肺上叶前段、下叶背段显像剂分布稀疏缺损区见显像剂部分填充，提示经治疗后有所改善。

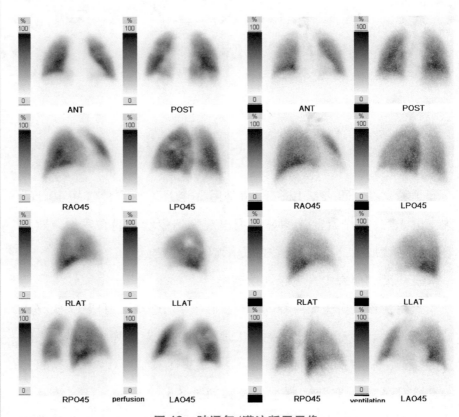

图46 肺通气/灌注断层显像

病例分析

肺栓塞（pulmonary embolism，PE）是指以各种栓子阻塞肺动脉或肺动脉分支为病因的一组疾病或临床综合征的总称，下肢深静脉来源的血栓是该病较为常见的栓子。PE是一种高危疾病，突发率高、易误诊及漏诊，死亡率很高，其发病的相关危险因素包括高龄、肥胖、手术、长期卧床、下肢创伤、静脉曲张和恶性肿瘤等。

虽然呼吸困难、胸痛和咯血被视为典型 PTE 三联征表现，但不具有特异性，具有症状的患者数量不到发病总数的 1/3。栓子栓塞肺的面积小，患者呼吸、心跳、胸痛、胸闷症状几乎没有，这就是为什么我们目前大量漏诊肺栓塞的原因。在本例中，患者行溶栓抗凝治疗后，肺动脉 CTA 提示大血管未见栓塞，但 D - 二聚体仍旧高于正常值，考虑仍存在小血管的栓塞，行灌注显像果然发现有亚肺段的栓塞改变。肺栓塞典型的肺灌注显像特点是多发肺段性显像剂分布减低或缺损区，而相应位置的肺通气显像和胸部 X 线检查基本正常。依据栓塞的位置、栓子的大小不同，肺灌注显像中显像剂分布减低或缺损区可为亚肺段性、叶性或全肺。栓子较小时，肺灌注显像中显像剂分布减低或缺损区主要分布于肺的周边区。肺栓塞以肺下叶，右肺、背段多见。肺灌注显像的敏感性较高，可显示出直径在 1mm 以上的动脉栓塞。然而肺灌注显像的特异性较低，许多其他肺实质病变也可导致肺灌注显像出现异常的局限性显像剂分布减低或缺损改变，为进一步提高改显像的特异性，可与肺通气显像联用。

在肺灌注显像中，多数典型病变的表现为楔形节段性分布的放射性稀疏或缺损区，缺损区的分布与血管走行相近，同时相同位置的肺组织通气功能正常。目前广泛采用重新修订的 PIOPED Ⅱ（Prospective Investigation of Pulmonary Embolism Diagnosis Ⅱ）诊断标准进行图像的结果分析，要求同时进行肺灌注和通气显像，并有近期胸片进行对照。

此外，肺灌注显像也可为评价肺栓塞的疗效提供简便无创、客观准确的手段。

目前临床通过影像学进行肺栓塞诊断的方法还有肺动脉造影、经胸超声心动图、CT 肺动脉造影（CTPA）、磁共振三维增强肺动脉造影等。学者普遍认为肺动脉造影是诊断 PE 的"金标准"，但肺动脉造影属于有创检查，同时对操作者技术要求较高，而且该操作有一定的并发症，小血管及亚段栓塞诊断符合率并不高，近年来对其的应用逐渐减少。CTPA 是一种无创检查，操作简便，诊断准确性较高，但是有心、肝、肾功能不全者及造影剂过敏者并不适合进行此项检查，此外该检查辐射剂量较大，同时其对 PE 的诊断假阳性率较高。文献报道 CTPA 诊断 PE 的假阳性率可高达 30%。核医学肺灌注/通气显像（V/Q 显像）联合显像是诊断 PE 的另一个有效方法，具有安全、无创、灵敏等优点，在 PE 早期诊断与疗效评价中起着重要作用。关于 CTPA 与 V/Q 显像对 PE 的诊断能力是目前学术界争论的一个热点问题，目前尚无定论，有学者认为 CTPA 可以取代肺 V/Q 显像，还有学者认为 CTPA 的诊断价值明显低于肺 V/Q 显像。

放射性核素肺 V/Q 平面显像用于 PE 诊断相对于以上动脉造影等检查其特点是应用简便、无创伤性、诊断 PE 的灵敏度高且费用较低，但该检查的特异性较低，不确定性诊断结果所占比例略高也影响了其在临床的应用价值。近年来随着设备的升级和进步 SPECT 断层显像及 SPECT/CT 断层显像逐步取代传统的肺 V/Q 平面显像，传统 V/Q 平面显像是某一角度上的肺叶、肺段的叠加影像，因此容易出现小病变的漏诊，而 V/Q SPECT/CT 断层显像以断层的方式显示图像，同时获得冠状面、矢状面、横断面的影像。与 V/Q 平面显像相比，SPECT/CT 断层显像可以避免由于影像重叠造成的周围射线散射对深部病灶和小病灶的掩盖，从而更好的显示亚肺段病变，提高诊断性能。目前多数研究均证实 SPECT/CT 断层显像较传统 V/Q 平面显像的诊断准确率更高，能探及更多外周 PE。SPECT 断层显像提高了对一些小病灶和深部病灶的诊断灵敏度，从而提高了诊断的特异性和灵敏度，同时对于病变累及的范围及病灶的定位显示的更为清晰，尤其对于亚肺段病灶的诊断优于 V/Q 平面显像。

病例点评

近年来多数学者提倡将 SPECT/CT 融合显像常规应用于临床，以替代传统平面显像。文献报道显示，肺 V/Q – SPECT 断层显像诊断 PE 的灵敏度高达 97%，明显高于 V/Q 平面显像（76%）；V/Q – SPECT 断层显像诊断 PE 的特异性为 91%，高于 V/Q 平面显像（85%）。在肺段水平，SPECT 断层显像阳性率比平面显像提高了约 13%；在亚肺段水平，SPECT 断层显像阳性率可高达 82.6%。SPECT/CT 图像融合技术作为目前最为先进的一项新型无创性检查可应用于肺灌注显像。该检查对于可疑 PE 患者无明显禁忌证，可同时获得解剖及功能图像。同机融合 CT 图像的应用，不仅可为病灶提供十分准确的解剖定位、同时也为与其他病变进行鉴别诊断提供了参考信息，此外 CT 图像也可应用于 SPECT 图像进行衰减校正提高小病变的显示，从而使其对 PE 的诊断及鉴别诊断价值大大提高。

笔记

018 全身骨显像在恶性肿瘤骨转移中的应用一例

病历摘要

患者男性，61岁，咳嗽伴发热3月余，确诊肺癌半月。患者自诉3个多月前无明显诱因出现咳嗽伴发热、咽痛，体温最高38.6℃，有少量白色黏痰，无胸闷气短。于当地医院先后间断应用"克林霉素""阿奇霉素""拜复乐""左氧氟沙星"近1个月，用药后体温恢复正常，但咳嗽未见好转。肺增强CT检查见：右肺上叶前段占位，中心型肺癌合并感染，纵隔淋巴结、肺内、胸椎、肋骨、胸骨及肝脏多处转移可能性大，心包少量积液。支气管镜检查后病理回报：腺癌。基因检测示 *HER*2 外显子20突变，ALK、ROS1、RET、MET、EGFR、BRAF、KRAS、NRAS、PIK3CA 均为阴性。

今患者为进一步治疗入我院。患者现无发热，偶有咳嗽伴少量白痰，偶有胸闷气短，食欲差2个月，进食量减少1个月，进食以半流食为主。近1个半月患者自觉前胸、后背及腰骶部酸痛，NRS评分6分，自服泰勒宁止痛治疗，每2~3小时一次，疼痛控制不佳。因疼痛而睡眠差。小便正常，大便近10天便秘，现已4天未解大便，排气正常，无腹痛、腹胀。2个月内体重下降10公斤，ECOG评分1分。

入院后完善相关辅助检查：①全腹增强CT：肝内多发占位性病变，肝转移癌可能性大。脾脏及左侧肾上腺转移，多发骨转移瘤。②全身骨扫描（图 47）：全身骨骼多发骨代谢增高，考虑恶性病变骨转移改变。予患者 PP 方案化疗治疗，治疗过程顺利，无明显不适后出院，出院诊断：右肺腺癌（Ⅳ期；肝、骨转移）。

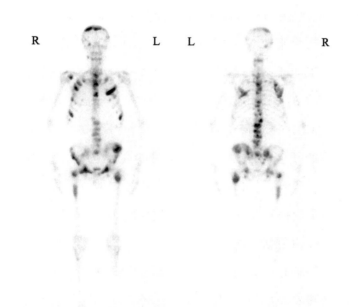

R   L   L   R

ANT   POST

图 47　61 岁男性全身骨扫描：颅骨、脊柱、胸骨、两侧肋骨、两侧肩胛骨、骨盆诸骨、两侧股骨见多个显像剂分布异常浓聚区，大小不等，形态不一，余骨未见异常显像剂分布区

提示：全身骨骼多发骨代谢增高，考虑恶性病变骨转移改变

病例分析

　　骨骼是一种坚硬的结缔组织，具有支持、保护、运动、代谢、造血、储存脂质及矿物质的作用。从组织水平上骨骼分为两种：密致骨（或称皮质骨）和松质骨（或称小梁骨）。在成熟骨骼中，密致骨结构按照哈佛式系统（Haversian system）排列，形成外层（皮

笔记

质），包绕着内层含有骨髓的疏松小梁状松质骨。密致骨构成骨质的80%，包含99%的人体总钙和90%的磷酸盐；松质骨内含有产生血细胞的造血细胞、脂肪和血管。从细胞水平上骨骼中有三种类型的细胞：①产生有机成分的成骨细胞，来源于间叶组织；②产生无机成分的骨细胞，由成骨细胞矿化而来；③作用于骨吸收的破骨细胞，来源于造血系统。在分子水平上骨骼主要包括有机成分（约占35%）和无机成分（约占65%）。有机成分决定骨的弹性和韧性，其中的胶原纤维提供支撑和张力；无机成分为矿物质，决定骨的硬度和压力，以钙及磷的化学物为主，以羟基磷灰石晶体 $[Ca_{10}(PO_4)_6(OH)_2]$ 形式存在。骨骼中的羟基磷灰石晶体可通过离子交换和化学吸附作用从体液中获得磷酸盐和其他元素来完成骨的代谢更新。

骨骼是肺脏和肝脏之后第三位恶性肿瘤最常见的转移部位，乳腺癌及前列腺癌晚期70%患者存在骨转移。恶性肿瘤的骨转移大部分是溶骨性反应，与成骨性反应相比，溶骨性反应更易出现严重的并发症和更短的生存期。肿瘤骨转移常伴有骨折、骨痛及骨髓抑制等现象，因此早期发现骨转移瘤，对指导临床制定恰当的治疗方案、判断预后和预防并发症的发生起着十分重要的作用。

恶性肿瘤骨转移的诊断目前普遍认为尚无明确、敏感且特异的方法，还需要多种检查的综合运用。临床常用的$^{99}Tc^m$ – 亚甲基二磷酸盐（$^{99}Tc^m$ – MDP）平面骨显像（bone scintigraphy，BS）因其简便、安全、无创，是诊断恶性肿瘤骨转移的首选方法。骨显像原理是$^{99}Tc^m$ – MDP静脉注入人体后，一方面可以与骨骼中的羟基磷灰石晶体发生离子交换和化学吸附作用而沉积于骨组织内；另一方面还可以通过有机结合的方式与骨胶原结合而聚集在骨组织内，利用γ相机或SPECT成像设备即可探测全身骨骼情况。采用钼 – 锝发生器淋洗获得$^{99}Tc^m O_4^-$，标记生成$^{99}Tc^m-MDP$后静脉注入体内 555 ~ 925MBq，于显像剂注射后 2.5 ~ 4h 进行显像，获得全身骨骼图像，进而反映骨骼的代谢、成骨和破骨的状态，做到病变的准确定位与定性。

$^{99}Tc^m-MDP$ SPECT 全身骨扫描在图像诊断方面需做好诊断与鉴别诊断。全身骨骼显影清晰，呈对称性显像剂聚集，但由于全身各部位骨量、代谢旺盛程度和血运情况不一，使得骨骼对显像剂摄取的量也不同，富含松质骨的区域（如椎骨、髂骨、肋骨、颅骨及长骨的骨骺端等）可摄取更多的显像剂，而长骨骨干密质骨多，摄取显像剂较少。由于显像剂经由肾脏排泄，骨显像图像中可见双肾及膀胱显影。骨转移癌是单中心或多中心生长，肿瘤细胞的堆集式或浸润性生长导致成骨细胞在病变骨的破坏或修复过程中十分活跃，尤其是在反应期和进行期，病灶骨血流显著增加，故病灶骨能够摄取大量的骨显像剂，影像呈"热取"改变。如上述病例的骨显像图像中可见全身多发、散在分布、大小不等、形态各异的显像剂聚集灶，以中轴骨如脊柱、肋骨和骨盆最为常见，而肢体远端骨少见。但局灶性显像剂分布异常浓聚区，根据不同的部位及病史，可见于原发性骨肿瘤、骨转移、良性病变或骨创伤等。同样，还会出现局部骨血流灌注缺失、代谢减低的情况，是由于破骨细胞的活跃增加，使显像剂分布稀疏、缺损，影像呈"冷区"改变，骨显像上的"冷区"最多见于恶性骨肿瘤。

此外，近年来正电子显像剂^{18}氟化钠（$^{18}F-Na$）也可以进行骨转移瘤的评价。氟离子与羟基磷灰石晶体中的OH^-有类似的化学性质，可与之进行离子交换，且其亲骨性好、血液清除快，对骨骼显示更为清晰。$^{18}F-Na$ PET/CT 与 $^{99}Tc^m-MDP$ SPECT 骨扫描两者在骨转移瘤诊断上有相同的灵敏度，但由于$^{18}F-Na$ PET/CT 图像具有更高的靶/本底比，能够探测成骨反应较弱的微小骨转移瘤，故其特异性前者高于 $^{99}Tc^m$ – MDP SPECT。此外，^{18}F – Na PET/CT 在骨质疏松、骨髓纤维化、Paget 病等骨代谢性疾病的诊断、预后监测等方面都有潜在的应用价值。但由于使用的成像设备为 PET/CT，检查费用较高，临床应用受到一定程度的限制。

🏥 病例点评

全身骨扫描已成为临床发现肿瘤骨转移及随访的最常用、最有效、最简便、最快捷的影像学手段。尽管检查骨骼病变的影像技术方法有很多，如 X – ray、CT、MR 等，但只有全身骨扫描能够一次扫描完成对全身骨骼的评估，通过观察病灶数量及病灶对放射性核素的摄取特征，有助于疾病的诊断与鉴别诊断。全身骨扫描无绝对禁忌证且价格相对低廉，具有较高的灵敏度，对肿瘤的骨转移，一般认为可比 X – ray 提前半年以上发现病灶，但其局限是特异性不高，会造成部分患者在对骨转移进行诊断时需要 CT 和 MRI 等进一步针对某一局部进行检查。全身骨扫描既能用于对骨转移的早期探查，还能用于肿瘤患者的随访、分期、疗效评价和预后判断。因此，肿瘤患者，特别是乳腺癌、肺癌、前列腺癌等易发生骨转移的肿瘤患者，治疗前应常规行全身骨扫描检查，不仅可以为临床医生治疗方案的选择提供重要信息，还可以作为病情随访及对比的参考依据。一般情况下，肿瘤患者治疗后最初 2 年内应每 3 个月至半年进行全身骨扫描随访一次；2 年后，无症状患者应每年随访一次，有症状的患者随访应遵医嘱相应增加。

参考文献

1. 时红萍，张秋宁，刘国庆，等. 唑来膦酸联合放射治疗治疗恶性肿瘤骨转移的

笔记

meta 分析 . 中国循证医学杂志，2013，13（7）：858 – 867.

2. 张凯秀，郝喜燕，王芳等 . ^{18}F – 氟化钠 PET – CT 显像在恶性肿瘤骨转移的临床应用与进展 . 内蒙古医科大学学报，2014，36（6）：555 – 559.

019 全身骨显像在代谢性骨病中的应用一例

病历摘要

患者女性，44 岁，无明显诱因出现周身骨痛 1 年，近 1 周加重，以右侧前臂为著。自行口服中药，疼痛无改善。15 天前于当地医院行 DR 提示"多发性骨囊肿"，5 天前于我院门诊查：血清甲状旁腺激素测定 125. 98pmol/L（正常参考范围 0. 66 ~ 12. 00pmol/L）；血钙 2. 97mmol/L（正常参考范围 2. 17 ~ 2. 57mmol/L）；血磷 0. 57mmol/L（正常参考范围 0. 81 ~ 1. 52mmol/L）；甲状旁腺平扫 3D – CT：左侧甲状腺略增大，其后方可见类圆形低密度影，大小约 2. 4cm × 2. 1cm × 5. 6cm，平扫 CT 值约 41HU，考虑左侧甲状旁腺腺瘤不除外；甲状腺超声：甲状腺左叶后方可见实性低回声，大小约 50. 0mm × 19. 0mm × 25. 0mm，可见彩色血流，回声不均匀，考虑甲状旁腺病变可能性大。患者为进一步诊治入我院，患者病来无头晕头痛，无畏寒发热，无恶心呕吐，无咳嗽咳痰，睡眠尚可，二便正常。

患者入院后完善全身骨扫描： 全身骨骼显影异常清晰，以颅骨为著（图 48）。

笔记

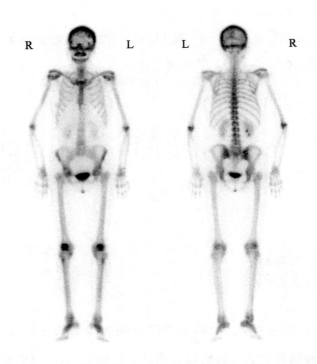

图48　44 岁女性全身骨扫描：全身骨骼显影异常清晰，以颅骨为著

患者完善各项检查后行甲状旁腺腺瘤切除术，术后病理为：左侧甲状旁腺：甲状旁腺腺瘤，局部细胞生长活跃。术后恢复良好，复查：血清甲状旁腺激素测定 1. 38pmol/L；血钙 2. 28 mmol/L；血磷 0. 64 mmol/L。患者周身骨痛好转。

病例分析

代谢性骨病（metabolic bone disease）是一种由多种原因所致的以骨代谢紊乱为主要特征的全身性骨病，临床表现多为骨痛、骨畸形和骨折等，分先天性和后天性获得。$^{99}Tc^m$ – MDP SPECT 全身骨显像在代谢性骨病中可显示出一些特征性表现，识别代谢性骨病的骨显像特征，有助于临床疾病的诊断与鉴别诊断。

笔记

1. 骨质疏松症（osteoporosis，OP）是一种以骨量减少、骨组织微结构退化，导致骨脆性增加和易发生骨折的一种全身性骨骼疾病，是绝经后妇女和老年人常见的骨代谢性疾病。骨质疏松症可分为原发性和继发性两类，其发病率高，发病因素较多，病程长，常伴有骨痛、骨折等并发症，在不明原因的骨痛患者中占有较高的比例。$^{99}Tc^m$ – MDP SPECT 全身骨显像一次显像可显示全身骨骼，了解骨质疏松患者全身骨骼代谢情况，能在早期显示全身骨的代谢异常，具有较高的灵敏性。骨质疏松症患者的骨显像多表现为四肢长骨和中轴骨普遍性的放射性摄取增加，一般以颅骨和脊柱的表现更为明显，其中颅骨的"帽样"改变具有特征性。骨折是骨质疏松最严重的并发症，全身骨显像可准确发现骨折的部位，当伴有骨折时，骨折病灶表现为单发或多发的放射性浓聚灶。值得注意的是，骨显像显示的病灶通常为近期骨折病灶，可用于鉴别新鲜骨折与陈旧性骨折。当骨显像检查结果阳性，尤其是表现为全身多发病变时，需要鉴别骨质疏松性骨折和骨转移瘤。一般情况下，肿瘤骨转移患者往往有恶性肿瘤病史，典型者$^{99}Tc^m$ – MDP SPECT 全身骨显像呈多发的不规则的放射性摄取增高区，以中轴骨居多。必要时结合磁共振检查明确良恶性，以弥补骨显像特异性差的缺点。

2. 甲状旁腺机能亢进症（hyperparathyroidism）（简称甲旁亢）是指由于甲状旁腺激素（parathyroid hormone，PTH）分泌过多引起高血钙及低血磷为特征性临床表现的一组症候群，临床可表现为周身骨、关节疼痛，多发纤维性骨炎及病理性骨折，多发性肾及输尿管结石，晚期出现肾功能受损，神经肌肉兴奋性降低等。可分为原发性、继发性、三发性三种。原发性甲旁亢是由于甲状旁腺本身病变（包括甲状旁腺腺瘤占89%；甲状旁腺增生占10%；甲状旁腺癌占1%）引起的 PTH 分泌过多，通过对骨和肾的作用，导致高钙血症和低磷血症。继发性甲旁亢由于甲状腺以外的各种其他原因导致低血钙，继发引起甲状旁腺增生，分泌过多 PTH。三发性甲旁亢在继发性甲旁亢的基础上，由于甲状旁腺受到持久性刺激，过度甲状旁腺增生转变成能自主分泌 PTH 的腺瘤，这种情况称为三发性甲旁亢。临床上极为少见。各种类型的甲旁亢均由于 PTH 分泌过多，使骨吸收增加并伴有成骨活性的增高，在 $^{99}Tc^m$ – MDP SPECT 全身骨显像中可以是颅骨（"黑颅"征）、下颌骨、胸骨（"领带"征）、中轴骨和四肢长骨对称性放射性摄取增加；肾影浅淡或不显影，呈"超级骨显像"；肋软骨连接处摄取增高可见"串珠样"改变；若并发纤维囊性骨炎（棕色瘤），可出现局灶性放射性摄取增高；当肺、胃黏膜和软组织异位钙化时，相应部位亦可表现出对显像剂的异常摄取。随着患者 PTH 水平的下降，骨显像可恢复正常，因此骨显像对甲旁亢代谢性骨病的诊断及治疗效果的评价有重要的临床意义。

3. Paget 骨病（Paget disease of bone，PDB）是次于骨质疏松的常见代谢性骨病，其最常见的受累部位为骨盆、脊柱、股骨和颅骨等。PDB 患者通常没有明显的临床症状，有症状者多表现为骨痛、骨关节炎、病理性骨折、骨畸形、耳聋和神经压迫综合征等。PDB 的病理进程分为 3 个阶段：溶骨期、溶骨和成骨混合期、成骨硬化期。骨显像较 X 线能更早的发现 Paget 骨病的骨质异常改变，在对病变的累及范围、观察疾病活动状态及治疗反应中具有独特的优势。Paget 骨病 $^{99}Tc^m$ – MDP SPECT 全身骨显像的特征性表现为：长骨受累较弥漫，通常表现为从一侧骨骺端沿骨干向另一侧延伸，多伴有骨骼膨胀变形，病变累及椎体和两侧椎小关节时可见"鼠面征"（Mickey Mouse sign）。尽管全身骨显像特异性较低，但灵敏度高，且辐射剂量低，可直观显示病变全身累及的范围，并反映疾病当前活跃程度，对 Paget 骨病的诊疗具有重要作用。

4. 肾性骨病（renal osteodystrophy）。肾性骨营养不良是由慢性肾功能衰竭导致的骨代谢病，简称肾性骨病。表现为钙磷代谢障碍，酸碱平衡失调，骨骼畸形并可引起继发性甲状旁腺功能亢进。骨骼方面表现为骨质疏松、骨软化、纤维囊性骨炎、骨硬化及转移性钙化。骨显像中可见骨骼弥漫性摄取增高，放射性分布是均匀或不均匀的，骨与肾脏的摄取比增高，同时可见到一种或多种甲旁亢所致的代谢性骨病的征象，纤维囊性骨炎和骨外摄取相对多见。

病例点评

代谢性骨病很常见，但凭临床表现和 X 检查往往诊断困难。多数代谢性骨病骨转换率增加，对骨显像剂的摄取增加，骨和软组织对比增加，呈异常清晰的骨影像。$^{99}Tc^m$ – MDP SPECT 全身骨显像显示如下特征：1. 长骨对称性放射性摄取增加；2. 中轴骨放射性摄取增加；3. 颅骨和下颌骨放射性摄取增加；4. 关节周围组织的放射性摄取增加；5. 肾呈淡影或不显影；6. 肋骨软骨连接处有明显的放射性摄取，呈串珠样；7. 胸骨影明显，呈领带征。代谢性骨病可表现为超级影像，注意与骨转移鉴别，鉴别要点是：代谢性骨病累及全身骨骼，四肢长骨和关节周围放射性摄取也增加，而骨转移病灶主要位于中轴骨和四肢骨的近侧端。

参考文献

戴生，冯坤，牛庆亮，等. SPECT 骨显像评价骨质疏松的临床价值. 中国骨质疏松杂志，2013，19（9）：938 – 940.

020 骨三时相显像一例

病历摘要

患者男性，36 岁。痛风 8 年，左髋部行走后疼痛 2 年。患者 8 年前患痛风，自行口服药物（具体药物不详）治疗，痛风控制可。2 年前出现行走后左髋部疼痛，于我院行髋关节 MR 检查，提示左侧股骨头坏死。予以冲击波、高压氧及止痛治疗，未见明显好转。此后疼痛逐渐加重，1 年前发现患肢缩短，肌肉萎缩。现为手术治疗，来我院就诊，门诊以"左侧股骨头坏死"为诊断收入院。

辅助检查：①双侧髋关节 DR 正位：双髋关节左右对称，左侧股骨头略变扁，关节面不光滑，可见斑片状低密度影，关节间隙变窄，右侧髋关节无明显异常改变。提示：左侧股骨头坏死。②三时相显像（图 49）：血流相：静脉注射显像剂后，9s 开始可见腹主动脉、髂外动脉、股动脉相继显影，随后周围软组织逐渐显影，双侧大血管和软组织显影时间基本一致，显像剂分布基本均匀、对称。血池相：髂外动脉、股动脉影仍然可见，骨盆及双下肢近端软组织显像剂分布逐渐增多，显影更加清晰，显像剂分布基本均匀、对称。延迟相：下位腰椎、骨盆诸骨、右侧股骨上段骨骼显像基本清晰，左侧股骨头区可见显像剂分布增浓影，视野内余部骨骼显像剂分布基本均匀、对称。提示：左侧股骨头骨代谢增高，缺血性坏死改变可能性大。入院后完善术前相关检查后，患者行左侧人工全髋关节置换术，术后恢复良好，出院随诊观察。

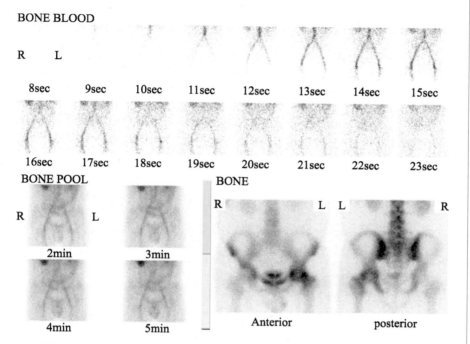

图 49 36 岁男性三时相显像：骨盆、双下肢近端骨骼血流灌注量
未见异常，局部软组织显像剂分布未见异常；左侧股骨头骨
代谢增高，缺血性坏死改变可能性大

病例分析

　　骨显像是我国核医学科检查频率最高的项目之一，常用于探测恶性肿瘤骨转移，在疾病诊断中发挥着重要作用，但绝大多数采用延迟骨显像方法，即注射显像剂$^{99}Tc^m$ – MDP 2 ~ 5 小时后采集全身平面图像，很少采用三时相显像。三时相显像（three – phase bone scan）也称骨动态显像（dynamic imaging），指一次性静脉注射骨显像剂后分别于不同时间进行成像，获得局部骨骼早期的血流灌注相（blood flow phase）、血池相（blood pool phase）及延迟相的骨骼影像。三时相显像主要应用于骨髓炎、化脓性和炎性关节炎、假体并发症、糖尿病足、骨瘤、局部疼痛综合征和运动相关损伤等炎性疾

病的诊断与评估。显像方法为静脉注射$^{99}Tc^m$ - MDP后分别采集即刻的血流相：采用"弹丸"式注射，矩阵128×128，1秒/帧，连续60帧，在注射显像剂8~12秒可见局部大血管显影，随之软组织轮廓逐渐显示；血池相：注药后5分钟内采集单帧或连续多帧图像，矩阵256×256，软组织显示更为清晰，但仍可见大血管影像；延迟相：注射后3~4小时采集。所得图像分别反映局部血管、软组织和骨代谢状态，血流或血池影像中显像剂均应呈对称、均匀性分布。三时相显像并未额外增加患者受照剂量及经济负担，只增加操作和采集时间，因其可以观察骨骼血流、血池，能为临床及诊断提供更多的信息。

三时相显像的临床应用之一是诊断假体松动和关节感染。人工关节置换术是一种以假体代替自体骨的手术治疗方式，多用于严重骨折的治疗中。随着现代医疗技术的发展，人工关节置换术的治疗效果与安全性均有较大提高，然而从临床实际应用来看，假体松动与感染等情况仍然存在，并且有较高的发生率。关节假体松动、感染是影响治疗效果的重要因素之一，如果不能妥善的处理不仅患者要忍受极大的痛苦，而且还需要再次施行手术加以补救。因此，在关节假体发生松动，以及关节部位发生感染之前及时鉴别与诊断十分重要。无菌性松动所造成的症状与假体松动和关节感染所导致的临床症状具有一定的相似性，但是两种改变的处理原则大有不同，因此，临床中需要先对这两种不同的情况加以鉴别，再采取正确的处理方法。假体松动和关节感染的三时相显像图像表现为：①假体松动：骨血流相及血池相未见显像剂摄取增高，延迟相见显像剂摄取增高；②关节感染：骨血流相、血池相及延迟相均可见局部显像剂分布增浓。

股骨头缺血性坏死可由多种原因引起，以往主要靠X线检查作为诊断依据，但不能早期诊断，延误治疗时机、影响预后。组织学方法虽然准确，但临床应用可行性不高。此外，还有其他检查方法，如骨静脉造影等，都因存在各种缺点而临床难以普遍应用。三时相显像被认为是既简便安全，又准确可靠的诊断股骨头缺血性坏死的检查方法。股骨头缺血坏死的三时相显像图像表现为：在坏死早期，血流、血池相出现减低，提示血供减少；一旦开始修复，血供增加，血流、血池相出现增浓。绝大部分的股骨头坏死在延迟相表现为显像剂摄取较对侧增浓，一部分会出现"炸面圈征"，即股骨头中心显像剂分布稀疏，外围部显像剂环形浓聚。上述病例是股骨头缺血坏死的三时相显像典型病例表现，可以认为三时相显像能提供有用的信息加强诊断的可信度。

此外，三时相显像可以鉴别骨骼肿瘤的良恶性，三时相显像的血流和血池显像能提供肿瘤组织的血供信息。大多数良性骨肿瘤新生血管较稀疏，血供不很丰富，病灶局部血容量少，呈低血流灌注，血流相和血池相正常。但部分原发或转移的恶性骨骼病灶，其无限制的侵袭性生长依赖于持续和广泛的新生血管形成，血运丰富。三时相显像能够在某种程度上反映骨肿瘤病灶新生血管的丰富程度，可为判别骨肿瘤的良恶性提供更为客观地指标。

病例点评

三时相显像是一种结合活体生理、生化功能和代谢信息的四维显像方式，利用放射性核素可与骨结合的特性，通过放射性显像剂在病变部位的选择性沉积来检测病灶，它能在静态显像的基础上更全面、更综合地观察局部骨组织的动脉血流灌注、血管床和骨盐代谢情况，通过多时相的动态显像获得更多信息，能较好地反映病变性质，且比 X 线、CT 和 MRI 能更早地反映病变组织的异常信息。

三时相显像在鉴别关节假体松动和关节感染方面效果良好，是当今医疗水平下诊断假体松动和关节感染特异性和敏感性最高的技术，并且诊断方法简单，图像质量高，它能不受到假体伪影的影响，直观地反映病变部位的血流和骨骼代谢的具体情况，为临床诊断提供依据，推广应用价值逐步得到肯定。同时，三时相显像被认为是既简便安全，又准确可靠的诊断股骨头缺血性坏死的检查方法，得到临床的认可，有很大的推广使用价值。此外，三时相骨显像能较全面、客观地反映原发骨肿瘤的血流动力学改变及代谢特点，并能通过延迟相观察病变有无远处转移征象，是一种准确、灵敏和简便的鉴别原发良恶性骨肿瘤的影像学方法，在临床工作中对原发性骨肿瘤的影像诊断不应仅局限于 X 线、CT 和 MRI 检查，骨三时相骨显像应予以广泛应用。

参考文献

张伟. 骨三相显像对人工关节置换术后松动与感染的鉴别诊断价值研究. 中国实用医药，2016，11（24）：23 - 24.

021 肾动态显像在肾动脉狭窄疾病中的应用一例

📋 病历摘要

患者男性，53 岁，发现血压增高 1 年半。患者自述基础血压为 110/60mmHg，3 年前体检发现血压较前增高（最高血压 130/

70mmHg），未经系统治疗。2 年前血压升高至（170~180）/（100~110）mmHg，口服珍菊降压片治疗，血压控制不佳。1 年前开始口服硝苯地平控释片，血压可控制在（130~140）/（80~90）mmHg，但有时出现血压波动，血压最高可到 200/110mmHg，伴随有头痛。近十天患者自觉血压逐渐增高，控制不佳，遂于我院行肾动脉 CTA 提示：右肾动脉起始部闭塞，左肾动脉重度狭窄，几近闭塞。患者为求系统诊治入院，患者病来饮食及睡眠正常，大小便正常，体重无变化。

入院后继续完善相关检查：1. 实验室指标：血肌酐、尿素氮、尿常规、血离子正常。2. 双肾超声：双肾叶间动脉 RI 值下降，AT 延长，可疑小慢波改变，右肾动脉起始段 PSV 接近 180（cm/s），怀疑肾动脉狭窄所致。3. 肾动态显像（图 50）：①肾血流灌注影像示：双肾血流灌注影像未见异常；②肾动态显像：双肾位置、形态、大小均未见异常，注药后双肾皮质显像剂摄取降低、分布稀疏，至 20min 时，双肾影有所减淡，双肾各组肾盏及肾盂内未见显像剂滞留。延迟显像至 60min 时，双肾影进一步减淡。TGFR = 43.8ml/min，LGFR = 26.5ml/min，RGFR = 17.3ml/min。提示：双肾血流灌注量未见异常，双肾小球滤过功能受损，右肾为著。患者明确诊断为右肾动脉闭塞、左肾动脉重度狭窄、高血压，于局麻下行双肾动脉支架置入术。

术后 20 天复查：1. 实验室指标：血肌酐、尿素氮、尿常规、血离子正常；2. 超声：肾动脉介入术后；右肾动脉未见明显狭窄样超声改变，左肾叶间动脉 RI 值略降低，未见明显小慢波频谱，左肾动脉与腹主动脉之间支架回声管腔欠清晰，PSV 略减低。3. 肾动态显像（图 51）：①肾血流灌注影像示：双肾血流灌注影像未见异常；②肾动态显像：双肾位置、形态、大小均未见异常，注药后双

笔记

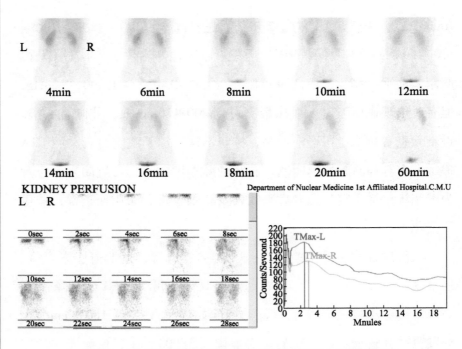

图 50　53 岁男性肾动脉狭窄患者术前肾动态显像图像

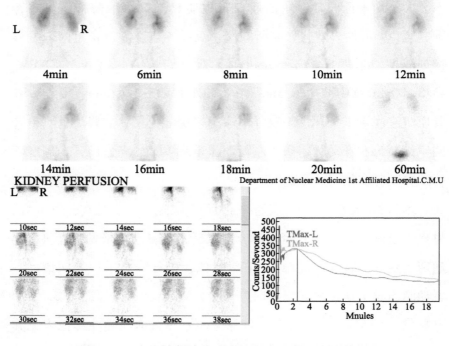

图 51　53 岁男性肾动脉狭窄患者术后肾动态显像图像

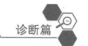
肾皮质显像剂摄取降低、分布稀疏，至 20min 时，双肾影明显减淡，各组肾盏及肾盂内见极少量显像剂滞留。延迟显像至 60min 时，双肾影进一步减淡。TGFR = 84.0ml/min，LGFR = 42.1ml/min，RGFR = 41.9ml/min。提示：双肾血流灌注量，肾小球滤过功能、排泄功能未见异常（与术前肾动态显像对比，肾小球滤过功能提高）。术后患者病情平稳，血压无须服用降压药物，控制在 120/70mmHg，经肾动态显像评估肾脏功能明显改善后出院。

病例分析

肾动脉狭窄（RAS）是由多种病因引起的单侧或双侧肾动脉主干或分支狭窄，它是继发性高血压的最常见原因之一。肾动脉狭窄的原因复杂，可为先天性，也可由大动脉炎、动脉粥样硬化、动脉壁发育异常引起。临床上主要表现为肾血管性高血压和缺血性肾病，肾脏萎缩是肾动脉狭窄的直接后果，出现肾脏萎缩的患者多表现为进展性肾功能不全。肾动脉造影对肾动脉狭窄诊断最有价值，是诊断肾血管疾病的"金指标"，可反映肾动脉狭窄的部位、范围、程度、病变性质、远端分支及侧支循环情况，并可观察肾脏形态和功能改变，以及对血管扩张或手术指征的判断。肾动脉狭窄一般发病隐袭，而且有逐渐加重的倾向，一旦出现症状往往已经到了晚期，因此，必须在发生不可逆的肾功能损伤之前就明确诊断，并且只要及时解除肾动脉狭窄或阻塞，病变血管重新通畅后，高血压可被治愈，肾功能减退可以逆转。因此，肾动脉狭窄除了要做到及时的诊断与治疗以外，也要做好肾脏功能的评估，肾动态显像（renal dynamic imaging）作为一种简捷、无创的筛选方法，为肾动脉的介入治疗提供依据，同时可以作为预测和评价肾动脉狭窄疗效、患者治疗后血压改善的一个客观指标。

　　肾动态显像的原理是静脉注射可快速由肾小球或肾小管上皮细胞摄取、分泌，而不被再吸收的滤过型或分泌型显像剂后，即可用γ照相机或SPECT快速连续动态采集双肾的放射性影像，可以依次观察到显像剂通过腹主动脉、肾动脉、肾血管床的肾动脉灌注影像和肾实质影像，之后显像剂随尿液流经肾盏、肾盂和输尿管而到达膀胱，这些部位依序显影。通过计算机处理后获得肾脏的时间－放射性曲线（肾图），通过分析系列图像及肾图，可以获得双肾血流灌注情况、肾脏形态和功能、上尿路通常情况，以及排尿过程中尿路功能等多方面的信息，也可以通过计算机软件获得总的和分肾有效肾血浆流量（ERPF）和肾小球滤过率（GFR）。肾动态显像可用于肾血管病的诊断、分肾功能评价、尿路梗阻的诊断、肾移植术后检测等。

　　肾动态显像常用的显像剂分为两类：①肾小球滤过型：显像剂主要经肾小球滤过进入肾内，不被肾小管重吸收，然后很快随尿排出，目前临床常用的是此类型显像剂，上述病例应用的即是。常用的是 $^{99}Tc^m$－二乙三胺五乙酸（$^{99}Tc^m$－喷替酸，$^{99}Tc^m$－DTPA），成人剂量为 111～296MBq/ml（3～8mCi/ml），儿童剂量为 7.4 MBq/kg（0.2mCi/kg），最小剂量为 74MBq（2mCi），最大剂量为 370MBq（10mCi）。$^{99}Tc^m$－DTPA 在体内十分稳定，可用于测定 GFR、肾血流灌注，以及肾摄取、通过和排泄功能。②肾小管分泌型：显像剂随血流经肾脏时，大部分被肾小管近端上皮细胞吸收，然后分泌到管腔，小部分由肾小球滤过，两者在小管腔内汇集后随尿液排出体外。常用的有 ^{131}I－邻碘马尿酸盐（^{131}I－OIH），用量 7.4～11.1MBq（200～300μCi），体积小于1ml。^{131}I 辐射剂量大，物理特性不理想，用药剂量受限制，图像质量差；$^{99}Tc^m$－双半胱氨酸（$^{99}Tc^m-EC$）或$^{99}Tc^m-$巯基乙酰基三甘氨酸（$^{99}Tc^m-MAG_3$），用量 296 ~ 370MBq（8 ~ 10mCi），儿童剂量为 3.7 MBq/kg（0.1mCi/kg），最小剂量为 37MBq（1mCi），最大剂量为 185MBq（5mCi）。

受试者饮食如常，显像前 30min 饮水 300 ~ 500ml，排尿后取坐位或仰卧位，采集坐位或后位影像，视野包括双肾和部分膀胱。"弹丸"式注射显像剂后立即以每帧 1 ~ 2s 的速度动态采集 60s，得到肾动脉灌注显像；紧接着以每帧 30 ~ 60s 的速度采集 20 ~ 30min，得到肾动态显像。显像结束后，利用计算机 ROI 技术分别勾画出双肾轮廓、肾外本底、腹主动脉区，并通过计算机软件生成肾血流灌注曲线、肾图及测定 ERPF 和 GFR。

正常图像分析：以$^{99}Tc^m-$DTPA 肾动态显像为例：1. 肾血流灌注影像：腹主动脉上段显影后 2s 左右，双肾影隐约可见，至 4 ~ 6s 肾影逐渐变得清晰，双肾影形态完整，放射性分布基本均匀。两侧肾影出现的时间差和峰时差均 < 2s，峰值差 < 25%。2. 肾动态影像：静脉注射显像剂后 1min 双肾显影，2 ~ 4min 时双肾影最浓，肾脏影像完整清晰，呈蚕豆形，放射性分布均匀，为肾实质影像。3 ~ 5min 后，可见肾盏、肾盂内放射性逐渐浓聚。随着肾盂放射性浓聚，肾皮质影像逐渐减淡，随后膀胱影像逐渐明显，至 20min 肾影基本消退，大部分显像剂集中在膀胱内。

GFR 是评价肾功能的灵敏指标，比血尿酸氮和血肌酐检测灵敏，且通过分肾 GFR 还可以了解分肾功能。正常人群中 GFR 随着年龄的增加而有所下降，中青年 GFR 的正常参考值为 100ml/min 左右，男性为（125 ± 15）ml/min，女性为（115 ± 15）ml/min，左右肾之间无显著差异。EGFR 反映肾脏的血流动力学状态，也是评价肾功能的灵敏指标之一。EGFR 的正常值与年龄有关，正常参考值

笔记

为 600～750ml/min。

病例点评

目前能够评价有无肾功能损伤的方法有病史及临床表现、实验室检查及影像学检查（超声、CT、MRI 等），与上述方法相比，肾动态显像可以同时监测肾脏大小、反应肾脏血供及局部血流情况的肾血流灌注及肾功能，是其他检查方法所不能比拟的，其检测肾血管病变的敏感性 86%～94%，特异性 70%～96%，能先于临床上的其他检查较早的提示肾功能的改变，为保护肾功能争取了时间，避免肾功能的进一步恶化。肾动态显像独特的优势即是可以检测单侧肾的功能，而单侧肾功能的降低对肾动脉狭窄有显著意义。上述病例中患者术前和术后均进行了肾动态显像，可以看出，由于双肾动脉狭窄，术前肾动态显像提示患者有一定程度的肾功能损伤，但实验室指标（血肌酐、血尿酸氮等）正常。经双肾动脉支架植入术后 20 天实验室指标依然（血肌酐、血尿酸氮等）正常，再次行肾动脉显像，此时提示双肾的肾功能未见异常，与术前肾动态显像对比，肾小球滤过功能提高。由此病例可以看出，肾动态显像对评价肾动脉狭窄患者术前及术后的肾功能，有独特的意义及临床应用价值。

笔记

022 脾显像在脾来源占位诊断中的应用一例

病历摘要

患者男性，42 岁。1990 年因外伤行脾切除手术，1 个月前于我院行肾上腺 CT 提示左侧肾上腺区可见圆形肿块影，病变上缘呈浅分叶状，病变大小 4.9cm×4.6cm，其内密度均匀，CT 值为 41HU。目前怀疑副脾或脾再生，行核医学脾显像进一步鉴别诊断。

显像示：肝脏位置，形态，大小，显像剂摄取、分布未见异常，肝脏左侧见团状显像剂分布增浓影（图 52），断层显像定位于左侧肾上腺区软组织密度影（图 53），正常脾位置处未见脾形态显像剂分布增浓影。提示：左侧肾上腺区显像剂分布增浓影，不除外脾组织来源。

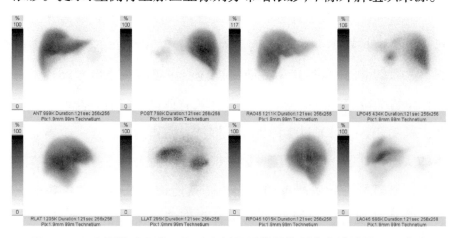

图 52　42 岁男性脾显像：肝脏左侧见团状显像剂分布增浓影，正常脾
位置处未见脾形态显像剂分布增浓影。提示：左侧肾上腺区
显像剂分布增浓影，考虑脾组织来源

121

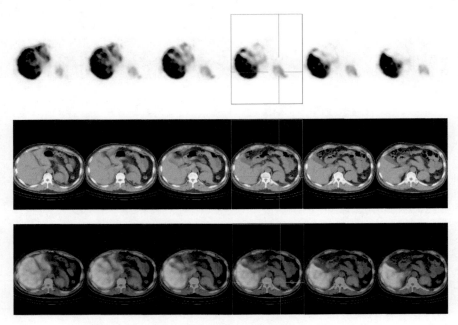

图 53　42 岁男性脾显像断层显像定位左侧肾上腺区
软组织密度影，显像剂摄取增高

病例分析

　　脾（spleen）是人体最大的淋巴器官，位于左季肋区后外方肋弓深处，恰与第 9 肋～第 11 肋相对，其长轴与第 10 肋一致。脾内含有大量的淋巴细胞和巨噬细胞，占全身淋巴组织总量的 25%，是机体细胞免疫和体液免疫的中心。脾具有造血、破血、滤血、免疫等多种功能，也可通过多种机制发挥抗肿瘤作用。脾是一个富于血供的实质性脏器，质软而脆，因此一旦受到强大外力打击，很容易破裂，脾破裂会导致严重的大出血，是能够危及生命的急腹症之一。除脾破裂外，脾常见的疾病有良性的脾脏囊肿、脾血管瘤、脾淋巴管瘤、脾错构瘤、脾炎性假瘤、脾脓肿等炎性病变，以及恶性的脾恶性淋巴瘤、脾血管肉瘤、脾转移瘤等。常规影像学检查如超声、CT 及 MRI 可提示脾的位置、形态、大小及毗邻器官，但若要对脾功能进行评估，则可以应用放射性核素脾显像（spleen imaging）。

依据显像剂的不同，脾显像的原理有两类：一类是利用脾脏网状内皮细胞对放射性胶体颗粒的吞噬作用使脾显影，脾内的浓聚程度与胶体颗粒的大小有关，显像剂为$^{99}Tc^m$–硫胶体（$^{99}Tc^m$–sulfur colloid，$^{99}Tc^m$–SC）或$^{99}Tc^m$–植酸盐（$^{99}Tc^m$–phytate），静脉注射 111～185 MBq（3～5mCi）10 min 后进行显像。$^{99}Tc^m$–硫胶体颗粒直径为 300～1000nm，正常情况下脾内浓度可达到肝内浓度的 50%～60%，脾显影清晰，故是脾显像常用显像剂。$^{99}Tc^m$–植酸盐脾显像可用于判断脾功能是否亢进及亢进程度，$^{99}TC^m$–植酸盐微粒较小，静脉注射后，用前位、后位采集图像及观察肝脾内放射性浓度分布，并分别在肝脾表面取得等面积感兴趣区（ROI）获取放射性计数，计算肝脾比值。阳性标准设定：肝脾比值＞50% 为脾功能亢进（阳性）；40%～50% 为脾功能重度活跃；30%～40% 为脾功能中度活跃；20%～30% 为脾功能轻度活跃；＜20% 为脾功能正常（阴性）。另一类是利用脾内巨噬细胞对$^{99}Tc^m$–变性 RBC 的吞噬清除作用而显像，静脉注射$^{99}Tc^m$–变性 RBC 111～185MBq（3～5mCi）0.5～3h 后显像。此外，也可使用$^{99}Tc^m$–RBC 进行脾血池显像（spleen blood pool imaging），静脉注入显像剂 555～740MBq（15～20mCi）25min 后行前、后及左侧位静态显像，在对脾血管瘤的诊断中灵敏度较高。正常脾前位影像较小，一般观察后位，常呈逗点状或卵圆形，脾门凹陷处放射性稍低，左侧位脾影多呈椭圆形或香蕉形。

脾显像的临床应用主要有：①观察脾脏大小、位置、形态及副脾的诊断：通过脾显像可直观显示脾的位置、形态、大小，以及有无脾肿大或缩小，有无副脾或脾异位等，从而辅助诊断或排除相关疾病。②脾内占位性病变的诊断：脾血管瘤患者在行脾血池显像时，相应部位呈异常放射性浓聚区，可快速、准确的进行鉴别与诊断。此外，脾内占位病变行脾显像时多呈局限性放射性减低缺损区。③脾脏移植存活观察：由外伤引起的脾破裂作脾切除术过程中常发生碎脾组织自体种植体内，称为自体异位脾种植（ectopic splenic autotransplantation，ESAT），其发生率较高，约48%，行脾显像是对这种自体异位脾种植诊断和定位的简便而有效的方法，具有重要的临床价值。病例中的患者则是这种情况，脾切除术后数年发现肾上腺区肿块影，脾显像直观地显示肿块影的显像剂摄取增浓，考虑自体异位脾种植，很好地为临床提供诊断依据。④脾破裂判断：疑似脾破裂患者行脾显像时，如出现放射性减低缺损区、轮廓异常呈片状，常可确诊，准确率为95.5%～97%，与CT相比更为特异及灵敏。

病例点评

在脾的影像学检查方法中，超声、CT及MRI均有较高的分辨率，对脾形态的显示优于放射性核素显像，但由于放射性核素显像具有灵敏度高、特异性强的特点及其独特的可反映脾功能的优势，在诊断脾血管瘤、脾破裂、异位脾及脾移植术后监测等方面仍具有不可替代的作用及较高的临床应用价值。

023 ^{18} F – FDG PET/CT 显像在脑淋巴瘤诊断中的应用一例

病历摘要

患者男性，43 岁。患者出现头迷 1 个月，头迷与头位、体位无关，不伴恶心呕吐。于外院行头 CT 检查提示脑室内占位性病变。

为进一步诊治入我院，病来无发热，无头痛，无意识障碍，无肢体活动不灵。精神状态可，饮食睡眠可，二便正常，近期体重无明显变化。

神经系统查体：神志清醒；GCS 评分 15 分（运动 6 分，言语 5 分，睁眼 4 分）；步态及姿势正常；精神智能正常；头颅形态正常；无强迫头位；无颅颈血管杂音；无脑膜刺激征；颅神经相关检查正常；感觉系统相关检查正常；运动反射相关检查正常。入院查脑 MR 增强提示第三脑室前部、双侧侧脑室前脚、右侧侧脑室三角区、第四脑室可见不规则稍长 T_1、T_2 信号影填充，大小为 2.1cm × 1.0cm × 1.9cm、2.3cm × 1.5cm × 1.8cm，临近脑实质可见斑片状稍长 T_2 信号影，flair 序列病灶及临近脑实质呈稍高信号，增强扫描可见明显强化，第三脑室前部可见强化程度相似结节影，大小约 0.6cm × 0.4cm。余双侧大脑半球、小脑、脑干未见异常信号影，形态结构未见异常，脑池脑沟无明显增宽，中线结构居中。

诊断意见为双侧脑室内多发占位病变，恶性不能除外，淋巴瘤？转移瘤？

笔记

后于我科行 PET/CT 检查定性及确定转移或原发病变。[18]F－FDG PET/CT 检查显示（图54）：PET 示双侧侧脑室、第三脑室、第四脑室内多处 FDG 摄取增高影，最大 SUV 为37.5，CT 示相应部位稍高密度软组织影；余脑 FDG 摄取、分布未见异常。视野内余部未见异常 FDG 摄取增高影。后行[11]C－choline PET/CT 头检查显示（图55）：PET 示双侧侧脑室、第三脑室、第四脑室内多处胆碱摄取增高影，最大 SUV 为11.0，CT 示相应部位稍高密度软组织影。

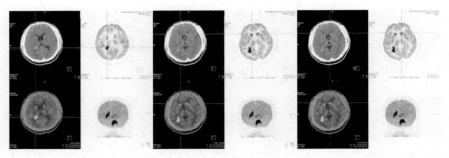

图54　[18]F－FDG PET/CT 检查显像颅内脑室内多发结节影,葡萄糖代谢增高

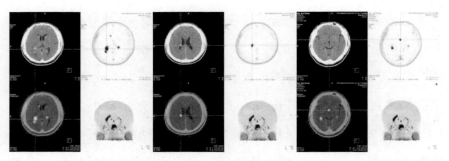

图55　[11]C－choline PET/CT 检查显示颅内脑室内多发结节影,胆碱代谢增高

诊断意见：双侧侧脑室、第三脑室、第四脑室内多处稍高密度软组织影，葡萄糖及胆碱代谢增高，多考虑为原发恶性病变（淋巴瘤不除外）；视野内余部未见异常。

后行颅内立体定向脑活检术病理提示：镜下所见淋巴结结构破

坏,细胞呈弥漫分布,细胞体积大,核大深染,异型性明显,核分裂象易见。免疫组化:CK(-)、CD3(+)、CD20(+)、Pax-5(+)、Bcl-2(-)、CD21(-)、CD10(+)、CD5(局部+)、CD30(-)、Ki-67(80%+)、CD68(+)、GFAP(-)、S-100(-)、Olig2(-)。

诊断意见:非霍奇金 B 细胞淋巴瘤,倾向于弥漫大 B 细胞淋巴瘤(生发中心型)。

病例分析

原发于淋巴结外的恶性淋巴瘤主要发生在咽淋巴环及胃肠道,而原发于中枢神经系统者少见,发病率占全部颅内原发肿瘤的1%,占全部恶性淋巴瘤的 2%。颅内原发恶性淋巴瘤(intracranial primary malignant lymphoma,IPML)多认为是原发于颅内血管周围的未分化多潜能间叶细胞。确切病因尚不清楚,绝大多数为 B 细胞源性非霍奇金淋巴瘤,大致可分为3 种类型:脑实质型、脑膜型和脑室壁弥漫浸润型。本瘤可以发生于颅内任何部位,有作者认为幕上多见,多见于大脑深部和中线结构,好发于基底神经节、胼胝体、脑室周围白质和小脑蚓部。IPML 除在正常人群中散发外,尤其在免疫缺陷患者中更易发生。临床表现无特异性,依肿瘤所在部位而异,以颅内高压征和局灶性体征首发。

有作者统计近20 年间其发病率较过去上升了 2~4 倍,表现为单发或多发的深部脑实质或血管周围病变及脑膜等处的病变。影像学检查在发现病变方面起决定作用,但因其形态学表现缺乏特征性,术前定性诊断极为困难。需与颅内淋巴瘤鉴别的病种主要为脑胶质瘤、脑膜瘤和转移瘤。颅内原发淋巴瘤放射影像常表

笔记

现为多发或多发病变，其内均无明确钙化影；瘤体较大，瘤周水肿范围相对较小；占位征较轻；平扫时均可见等密度或稍高密度实质性肿块，增强后呈均匀性或条块状强化，未发现环形强化及囊变坏死征。

$^{18}F-FDG$（^{18}F-氟代脱氧葡萄糖）是目前临床使用最广泛的正电子肿瘤阳性显像剂，它在肿瘤良恶性鉴别、转移灶的寻找和疗效随访方面起到越来越重要的作用，在颅内肿瘤诊断中也有一定的价值。但是$^{18}F-FDG$从葡萄糖代谢角度评估肿瘤，其特异性较低，一些高代谢的炎性病变及肉芽肿性病变如炎性假瘤、结核等对$^{18}F-FDG$摄取同样增高，常会出现假阳性结果。因大脑皮层、神经核团等功能区域的脑细胞$^{18}F-FDG$摄取均较高，甚至高于多数脑肿瘤的摄取，因此影响 PET/CT 显像的结果判读，降低了其诊断的准确性。^{11}C-choline 显像剂胆碱在人体中的代谢主要有 3 个途径：①胆碱的磷酸化，也被称为 Kennedy 通路，是指胆碱被胆碱转运蛋白转运到细胞内，在 Chok 的作用下磷酸化生成磷酸胆碱，磷酸胆碱在 PCYT 的催化下与胞嘧啶三磷酸合成胞嘧啶二磷酸胆碱，然后再经过一系列的反应最终生成磷脂酰胆碱，参与细胞膜的合成。在这一过程中，主要有 Chok 和 PCYT 两个限速酶决定反应的程度；②胆碱的氧化，主要氧化生成三甲胺乙内酯；③胆碱乙酰化，主要在胆碱乙酰基转移酶的作用下生成乙酰胆碱，作为一种神经递质发挥作用。有研究结果表明，肿瘤细胞中胆碱代谢的主要途径是胆碱磷酸化途径。由于恶性肿瘤细胞增殖活跃，需要将大量的胆碱转化为磷脂酰胆碱以供合成细胞膜。功能性的磁共振研究也显示，在肿瘤细胞中胆碱与磷脂酰胆碱的含量较正常组织明显增高。这可能与胆碱磷酸化过程中的关键酶的表达水平增高有关。进入细胞内的胆碱一旦发生磷酸化，就被滞留在细胞内，即所谓的"化学滞留"，这就

笔记

为肿瘤的胆碱显像提供了基础。由于肿瘤组织可高度摄取胆碱而正常组织摄取较低，因此可以用 PET 测量胆碱在体内的摄取量以达到鉴别肿瘤与良性病变的目的。同时因正常脑细胞胆碱摄取量低，而脑肿瘤胆碱摄取量增高，两者 T/NT 值高，图像对比度好，影像清晰，更能提供准确的影像诊断信息。

本病例脑室内多发密度增高结节影，^{18}F – FDG 显像多发代谢增高影，但部分病变因与周围脑组织代谢相近可能会有遗漏，但 ^{11}C – choline 显像因周围脑组织摄取低，无相关干扰，影像清晰，便于观察诊断。本病例病变多位于脑室内，增强 CT 明显强化，^{18}F – FDG 及 ^{11}C – choline 代谢均明显增高，同时 ^{18}F – FDG PET/CT 检查为全身检查，余部未见典型恶性原发肿瘤影像，首先考虑颅内原发性多发占位性病变，结合临床相关影像检查可考虑颅内淋巴瘤。而颅内胶质瘤多位于脑实质内，单发多见，病变密度不均，强化不一，周围可有水肿改变。颅内转移瘤则常分布于脑皮髓质交接区，多发结节，大小不一，强化程度因原发肿瘤而异，周围可伴水肿改变。

🏥 病例点评

PET/CT 在肿瘤诊断、鉴别诊断、分期、肿瘤原发灶的寻找，疗效评价等方面均有其应用价值。^{18}F – FDG 及 ^{11}C – choline 在临床应用中均有其优势及不足，^{18}F – FDG 显像剂敏感性高，但特异性差，在颅内病变诊断中 T/NT 低，易出现假阳性及假阴性。^{11}C – choline 显像剂可用于多种肿瘤显像，如肺癌、前列腺癌及膀胱癌等，其在颅内肿瘤的诊断方面有其优势，即其 T/NT 高，影像清晰，但其半衰期时间短，仅为 10min 左右，不适合做全身检查，但对 ^{18}F – FDG

显像有疑问或诊断不明确的部位可加行局部检查，两者结合，提高 PET/CT 诊断准确性。

本病例的颅内淋巴瘤即很好地体现了两者结合的优势，^{18}F – FDG 检查显示颅内脑室内多发占位性病变，而体部余处未见异常肿瘤代谢增高影，提示颅内病变多考虑原发性疾病，^{11}C – choline 显像剂则更好的显示出病变的位置、大小及代谢情况，两者代谢影像结合反映出病变的高^{18}F – FDG 及^{11}C – choline 摄取肿瘤性质，再根据临床疾病相关影像检查提示颅内原发性肿瘤，淋巴瘤不除外，最终通过病理确诊为颅内原发性淋巴瘤，体现了 PET/CT 多种肿瘤代谢显像剂结合的优势，为临床提供了更多有价值的影像信息和诊断意见。

024. ^{18}F – FDG PET/CT 显像在鼻咽癌诊断及分期中的应用一例

病历摘要

患者男性，20 岁。主诉：确诊鼻咽癌一周。现病史：患者 5 个月前出现听力下降，未诊治。1 个月前自觉右侧头麻，并发现右颈部包块，大小 2cm × 2cm，质硬，不可推动，同时出现痰中带血丝及鼻出血，色鲜红，可自止，伴间断性鼻塞。鼻咽部 CT 提示鼻咽部右侧顶后壁占位性病变，考虑鼻咽癌伴右侧颈部淋巴结转移。鼻咽镜检查提示鼻咽见新生物及出血点，双侧圆枕及咽隐窝光滑，咽口开放良好。喉黏膜充血，双声带光滑，声带运动正常，声门闭合可。双侧梨状窝、会厌谷及舌根黏膜光滑。鼻咽肿物活检病理：（鼻咽）结合免疫组化符合鳞癌（非角化性分化性癌）。免疫组化结果：CK（＋），CK5/6（＋），P63（＋），CD20（－），CD3（－），HMB－45（－），Ki－67约40%（＋）。

行PET/CT检查显示（图56~图59）：PET示鼻咽部右侧顶后壁区FDG摄取增高影，最大SUV为19.8，相应部位CT示突出软组织密度影；PET示右侧咽旁、双侧颈部及左侧颌下FDG摄取增高影，最大SUV为13.1，相应部位CT示淋巴结影，部分肿大。

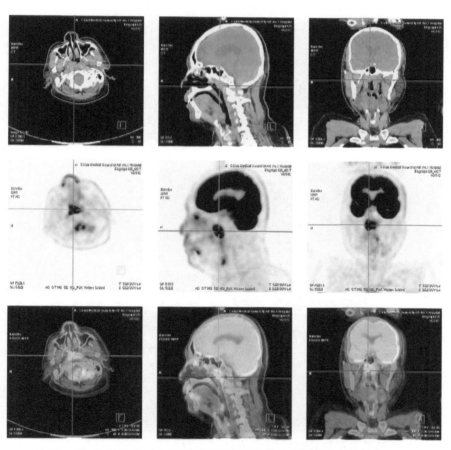

图56 PET示鼻咽部右侧顶后壁区FDG摄取增高影，最大SUV为19.8，相应部位CT示突出软组织密度影

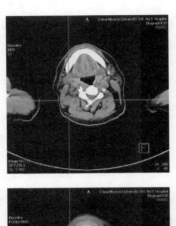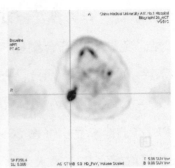
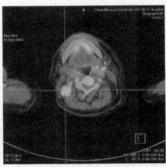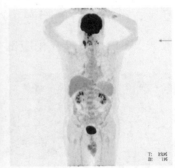

图 57　PET 示双侧颈部 FDG 摄取增高影，
相应部位 CT 示淋巴结影，部分肿大

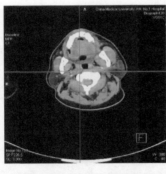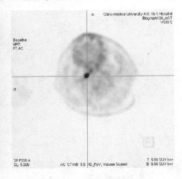
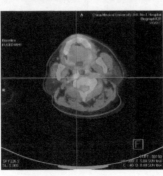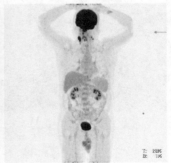

图 58　PET 示右侧咽旁 FDG 摄取增高影，相应部位 CT 示淋巴结影

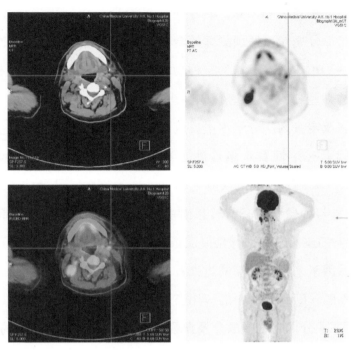

图 59　PET 示左侧颌下 FDG 摄取增高影，相应部位 CT 示淋巴结影

病例分析

鼻咽癌（nasopharyngeal carcinoma，NPC）是一种来源于鼻咽黏膜上皮细胞的恶性肿瘤，是我国南方常见的恶性肿瘤之一。鼻咽癌大多数为非角化癌，临床症状体征复杂多变，具有恶性程度高、颈部淋巴结转移早、远处转移发生率高等临床特点。EB 病毒被国际癌症研究机构（IARC）归为 I 类致癌物质，并且与鼻咽癌有直接联系。随着 EB 病毒实验室检测技术的发展，多项研究报道鼻咽癌患者外周血中检测到的 EBV DNA 可随肿瘤消长而变化，能有效监测鼻咽癌的发生、发展情况。鼻咽癌临床分期与其治疗及预后有很大的关系，有研究表明，临床分期，包括 T、N 分期，是影响鼻

133

咽癌预后的重要影响因素，T 分期较 N 分期能更好预测局部复发，N 分期较 T 分期能更好预测远处转移，分期越晚，预后一般越差。

^{18}F – FDG PET/CT 作为一种功能显像，基于示踪原理，利用肿瘤组织的一些特有的生物学或生理学及生物化学代谢特点，能无创、动态及定量的从分子水平反应肿瘤组织内的生化代谢等生物学特征，因此在定性及定量诊断上有较高的准确性和特异性。^{18}F – FDG PET/CT 最大标准摄取值（maximum standardized uptake values，SUVmax）与肿瘤增殖率、转移潜能、放化疗敏感性和临床预后相关，近年来越来越多的研究报道最大标准摄取值（SUVmax）能够作为预后因素来预测肿瘤的近期疗效及远期预后。同时 PET/CT 在恶性肿瘤的诊断及分期中的应用已逐渐受到临床医生的重视，有研究显示 TNM 分期在常规放疗及调强放疗预后判断中有不同的意义。结果显示 T 分期对两组的预后均无影响。N 分期是影响两组的总体生存率（P 分别为 0.004 和 0.038）及无远处转移率（P 分别为 0.002 和 0.009）的预后因素。临床分期对常规放疗的总体生存率的影响有统计学意义（P 为 0.035），对调强放疗无远处转移率的影响有统计学意义（P 为 0.028）。

本病例 PET 示鼻咽部右侧顶后壁区突出软组织密度影，FDG 摄取增高；右侧咽旁、双侧颈部及左侧颌下多发淋巴结影，部分肿大，FDG 摄取增高；余部未见异常代谢增高影。PET/CT 检查 TNM 分期为 $T_1N_2M_0$，Ⅲ期。患者后于放疗科就诊，行放化疗治疗。

病例点评

本病例为典型鼻咽癌伴淋巴结转移，鼻咽癌 TNM 分期对患者的治疗、预后评估均有重要的临床意义。PET/CT 检查不光可以评估原发性鼻咽癌的肿瘤范围 T 分期，淋巴结转移情况 N 分期，同时因其为一次的全身性检查对 M 分期有重要的意义。并且 PET/CT 半定量化 SUV 值可作为预后因素来预测肿瘤的近期疗效及远期预后。^{18}F – FDG PET/CT 作为一项无创性检查，已逐渐用于鼻咽癌的诊断、分期、放疗定位选定、随访等多个环节，而且在监测近期疗效及远期预后中发挥重要作用。随着核医学技术的发展，^{18}F – FDG PET/CT 代谢参数在鼻咽癌预后中的作用必将越来越受到关注。

025　^{18}F–FDG及^{11}C–choline PET/CT显像在肺癌诊断中的应用一例

病历摘要

患者女性，50 岁。患者体检发现右肺下叶占位病变 2 周，未诊治。病来无咳嗽咳痰，无低热盗汗，饮食睡眠可，二便正常，体重无明显变化。

否认结核、肝炎病史。无粉尘、工业、农药、毒物及放射性物质接触史。无肿瘤家族史。

肺增强 CT 检查所见： 扫描显示胸廓对称，右肺下叶见分叶状软组织密度团块影，边界较清晰，边缘见短细毛刺，大小约 2.9cm × 2.2cm，其内密度不均匀，平扫 CT 值约 23HU，增强扫描动脉期病灶轻度不均匀强化，CT 值约 32HU，静脉期呈中度不均匀强化，CT 值约 63HU，病灶包绕邻近血管、支气管。双肺散在少许索条影，

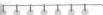

余肺野清晰。双侧肺门不大，纵隔居中，其内未见肿大淋巴结。心脏大小正常，胸壁软组织未见异常。检查结论：右肺下叶恶性占位性病变可能大，建议活检。

纤维支气管镜检查所见：气管正常，隆突正常，双肺各级支气管黏膜光滑，管腔通畅，未见明确新生物；诊断意见：未见异常。

临床化验提示细菌抗体测定（结核杆菌）：阴性；癌胚抗原测定 CEA：3.93ng/ml（正常值范围 0.00 ~ 4.30ng/ml）；细胞角蛋白 19 片段测定 Cyfra21 - 1：1.41ng/ml（正常值范围 0.00 ~ 3.30ng/ml）；血清鳞状细胞癌相关抗原测定 SCC：0.60ng/ml（正常值范围 0.00 ~ 1.90ng/ml）；血常规正常。

后于我科行^{18}F - FDG PET/CT 检查（图 60）：PET 示右肺下叶结节状 FDG 摄取增高影，最大 SUV 为 6.3，延迟显像后最大 SUV 为 11.4，CT 示相应部位软组织密度影，最大横截面积约 29mm × 22mm，周围伴磨玻璃密度影；CT 示右肺上叶斑片影，FDG 摄取未见异常；CT 示左肺下叶、右肺上叶及中叶小结节影，FDG 摄取未见异常；余双肺野 FDG 摄取未见异常。纵隔内 FDG 摄取未见异常。诊断意见：1. 右肺下叶软组织密度影，周围伴磨玻璃密度影，代谢增高，多考虑恶性病变；2. 双肺小结节影，无代谢增高，建议密切复查；右肺上叶炎症改变。

次日行^{11}C - choline PET/CT 检查（图 61）：PET 示右肺下叶胆碱代谢增高影，最大 SUV 为 5.6，CT 示相应部位软组织密度影，最大横截面积约 29mm × 22mm，周围伴磨玻璃密度影；CT 示右肺上叶斑片影，胆碱摄取未见异常；CT 示左肺下叶、右肺上叶及中叶小结节影，胆碱摄取未见异常；余双肺野胆碱摄取未见异常。纵隔内胆碱摄取未见异常增高影。

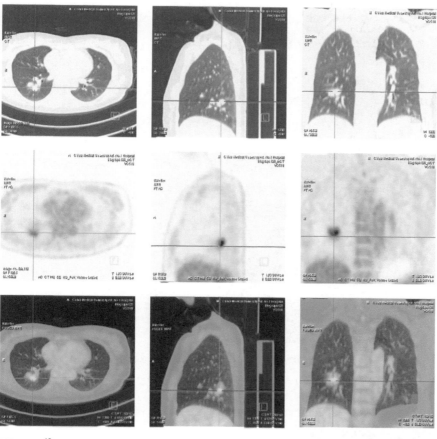

图60 ^{18}F－FDG PET/CT 显像：PET 示右肺下叶结节状 FDG 摄取增高影，最大 SUV 为 6.3，CT 示相应部位软组织密度影，周围伴磨玻璃密度影

患者后于胸外科行胸腔镜下右肺下叶切除术、纵隔淋巴结廓清术。术中肉眼所见：右肺下叶切除部分肺组织大小约 13cm×6cm×6cm，局部已剖开，剖开处可见灰白实变区域。纵隔 7 区、8R－14R 区淋巴结廓清。镜下所见：（肺）癌细胞呈不规则腺状、乳头状排列，核大深染，核浆比例失调，7 区、8R－14R 区未见异型细胞。免疫组化：CK7（＋）、P63（－）、P40（－）、TTF－1（＋）、CK5/6（－）、Napsin－A（＋）、Ki－67（20%＋）。诊断意见：（右肺下叶）免疫组化结果支持腺癌（腺泡型70%，乳头型30%）；淋巴结未见癌细胞（0/18）。

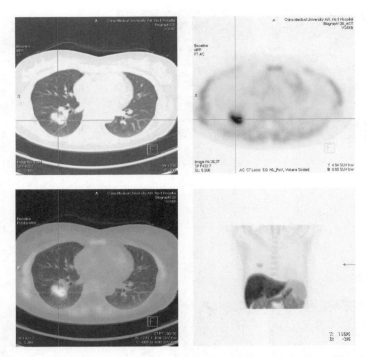

图 61　^{11}C –choline PET/CT 显像：PET 示右肺下叶胆碱代谢增高影，最大 SUV 为 5.6，CT 示相应部位软组织密度影，周围伴磨玻璃密度影

病例分析

^{18}F – FDG PET/CT 检查进行人体全身或局部断层显像，能够无创性定性、定量显示机体功能和代谢状况，在肺肿瘤诊断中已广泛应用。包括①肿瘤的良、恶性病变的鉴别诊断；②肿瘤的临床分期；③手术或化疗、放疗后的疗效评估；④肿瘤治疗后纤维瘢痕、坏死与复发的鉴别；⑤预测预后。但是^{18}F – FDG PET/CT 显像在肿瘤中灵敏度较高，特异度较低，也不能完全区分恶性肿瘤、炎性病变及肉芽肿性疾病。除恶性肿瘤外，正常组织及一些良性病变也可摄取^{18}F – FDG，如脑、心脏等葡萄糖代谢活跃的器官、组织可出现生理性的浓聚，诸多良性病变也可以出现显像剂的浓聚，引起假阳

性结果，其中较为常见的有活动期结核、肺结节病、肺硬化性血管瘤等肺部病变。一些葡萄糖代谢较低的肿瘤，如细支气管肺泡癌、类癌及低级别的恶性肿瘤和部分腺癌显像可出现假阴性结果。

有研究认为，在肿瘤细胞内，胆碱的唯一代谢途径是参于磷脂的合成即磷酸化反应途径。胆碱激酶是胆碱磷酸化途径中的关键酶，其活性增高或表达量增加均可促进胆碱磷酸化，导致卵磷脂合成增加，满足肿瘤快速生长的需求。目前认为恶性肿瘤细胞的胆碱激酶活性明显增高，胆碱激酶是用于催化胆碱磷酸化为磷酸胆碱的关键酶，所以胆碱激酶的活性增高导致了其底物胆碱的需求增加。此外，因为肿瘤细胞的分裂增生极为旺盛，肿瘤组织内的细胞膜生物合成也同样活跃，细胞膜的合成需要大量胆碱作为原料合成磷脂酰胆碱，以上两个因素的共同作用造成肿瘤细胞胆碱利用率增高，这是胆碱可用于肿瘤显像的基础。^{11}C – 胆碱在肺部恶性病灶中代谢较高，而在生长缓慢的良性肿瘤、潜在恶性及低度恶性的新生病灶中呈中度摄取。^{11}C – 胆碱在肺部恶性病灶中的 SUV 值甚至可以和 ^{18}F – FDG PET/CT 的 SUV 值相近。两者结合显像可以提高 PET/CT 诊断的准确性。

本病例患者右肺下叶占位行 ^{18}F – FDG 及 ^{11}C – choline PET/CT 显像，两者 SUV 值均摄取较高（^{18}F – FDG SUVmax 为 6.3 及 ^{11}C – choline SUVmax 为 5.6），均提示高代谢恶性病变可能性大，视野内余双肺野、纵隔内及肺门淋巴结无异常显像剂摄取增高影，考虑无明显恶性转移病变。PET/CT 分期为 $T_{1b}N_0M_0$、ⅠA 期。

病例点评

本病例患者右肺下叶孤立占位性病变，常规影像胸部 CT 提示恶性占位性病变，但无法单独根据 CT 确定判断肿瘤性质及临床分期。PET/CT 显像为一次全身检查，不光可以通过肿瘤显像剂摄取程度高低判断肿瘤性质，还可以观察局部或远处转移情况，较全面的提供临床分期的重要信息。但是单独 ^{18}F – FDG PET/CT 显像虽然能够较好地诊断恶性肿瘤，但是也会出现假阳性及假阴性结果，多种显像剂（^{11}C – choline）联合应用诊断，多种显像剂优势结合，可以提高诊断准确性，为临床提供更加准确和全面的影像信息。

026　^{18}F – FDG PET/CT 显像在低代谢肺癌诊断中的应用一例

病历摘要

患者女性，45 岁。患者 1 个月前体检发现右肺下叶阴影，无胸闷气短，无咳嗽咳痰，无乏力、发热、盗汗等症，就诊于我院，建议抗感染治疗后复查，患者静点拜复乐 2 周后复查肺CT，右肺下叶阴影无明显变化，病来饮食睡眠可，二便如常，体重无明显变化。

临床血化验：癌胚抗原测 CEA：1.20ng/ml（正常值范围 0.00 ~ 4.30ng/ml）、甲胎蛋白测定 AFP：3.09ng/ml（正常值范围 0.00 ~ 7.00ng/ml）、糖类抗原测定 CA724：1.20U/ml（正常值范围 0.00 ~ 6.90U/ml）、糖类抗原测定 CA125：22.80U/ml（正常值范围 0.00 ~ 35.00U/ml）、糖类抗原测定 CA153：19.86U/ml（正常值范

围0.00~6.90U/ml）、糖类抗原测定 CA199：20.59U/ml（正常值范围0.00~27.00U/ml）、C 反应蛋白测定 CRP：3.20mg/L（正常值范围0.00~5.00mg/ml）。结核菌素实验阴性。痰培养阴性。血清结核抗体化验阴性。患者行[18]F – FDG PET/CT 显像（图62、图63）：CT 示右肺上叶后段及下叶背段跨叶间裂磨玻璃密度影，内见密度增高影及小透光区，牵拉邻近胸膜，最大横截面积约24mm×18mm，局部 FDG 摄取略增高，最大 SUV 为1.1，延迟显像后最大 SUV 为1.6。纵隔内 FDG 摄取未见异常。余未见异常代谢增高影。

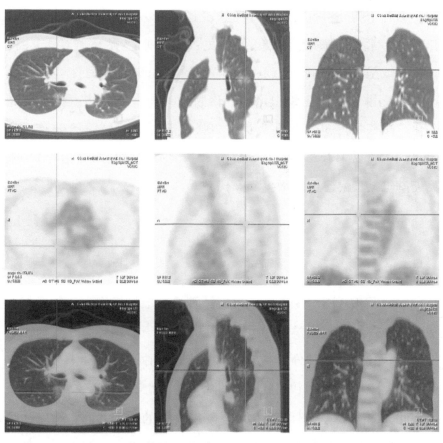

图62　CT 示右肺上叶后段及下叶背段跨叶间裂磨玻璃密度影，内见密度增高影及小透光区，牵拉邻近胸膜，最大横截面积约24mm×18mm，局部 FDG 摄取略增高，最大 SUV 为1.1

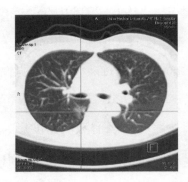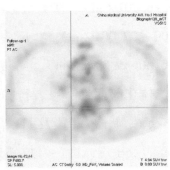

图63　CT 示右肺上叶后段及下叶背段跨叶间裂磨玻璃密度影，
延迟显像后 FDG 摄取略增高，最大 SUV 为 1.6

患者于胸外科行右肺下叶切除、上叶部分切除及纵隔淋巴结清扫手术。术后病理提示，镜下所见：癌细胞呈贴壁样生长（占80%）或呈乳头状排列（占20%），核大深染，异型性明显；7、10~14 区淋巴结淋巴组织增生。诊断意见：右肺肿物：腺癌（高分化，贴壁状占 80%，乳头状占 20%，未见明确胸膜侵破及血管侵犯，建议做 EGFR、K – ras 及 ALK 基因突变检测指导治疗）。未见癌淋巴结，淋巴组织增生（0/10）。

病例分析

^{18}F – FDG PET/CT 正电子发射计算机断层显像作为一种无创性检查方法在肿瘤核医学中起重要作用，常用于探测肿瘤、鉴别良恶性病变、肿瘤分期和分级、预后，以及监测肿瘤对放、化疗的反应等。肿瘤细胞的增殖快，代谢异常增高，对 FDG 的摄取显著性增加，此为 ^{18}F – FDG PET/CT 生物学功能显像的理论基础。肿瘤细胞的代谢变化早于其形态学改变，肿瘤体积改变常滞后于生化信息的改变，PET/CT 从分子水平上提供活体组织的功能代谢信息，反映组织分子生物学代谢情况；因此根据肿瘤的代谢活性判断肿瘤的生

物学特性比形态学更好。^{18}F – FDG PET 显像中，FDG 的摄取与肿瘤细胞的增殖活性、成活肿瘤细胞数、分化程度、微血管密度等均有关，因此在一定程度上反映了肿瘤的生物学行为。肿瘤细胞的葡萄糖利用率高，肿瘤摄取^{18}F – FDG 亦增加，因此常以^{18}F – FDG 的摄取率高低作为判断病变良恶性的依据。SUV 是 PET 检查中最常用的半定量指标，可反映病灶对^{18}F – FDG 的摄取程度，即葡萄糖代谢能力。

本病例术后诊断为肺腺癌：高分化，贴壁状占 80%，乳头状占 20%。贴壁生长型是肺腺癌的一种提示分化程度较高的病理类型，预后较好。常规影像检查 CT 常表现为磨玻璃密度影，当病灶局限于单侧肺叶或位于外周时临床可无症状，45% ~ 60% 的患者由其他原因（咳嗽、咳痰、胸痛、呼吸困难、体重减轻等）检查才发现。

腺癌、鳞癌、小细胞癌和其他类型肺癌间 SUV 无明显差异，提示根据^{18}F – FDG PET/CT SUV 大小难以区分肺癌的病理类型。一般情况下，贴壁生长型肺腺癌的 SUV 低于实体型肺腺癌，^{18}F – FDG 摄取程度较低，PET 显像假阴性可能与以下几种原因有关：（1）肿瘤摄取^{18}F – FDG 的高低与肿瘤恶性程度、生长速度正相关，贴壁生长型腺癌分化好，生长缓慢，^{18}F – FDG 摄取少，出现假阴性；（2）病灶直径低于 5mm 时，受部分容积效应的影响，SUV 值减低；（3）部分实体肿瘤含间质成分多，或肿瘤分泌黏液，使肿瘤细胞数量少，SUV 值减低。对于 FDG 摄取较低或无摄取的 CT 表现为磨玻璃样的贴壁生长型腺癌，一定要结合 HRCT 观察其大小、密度、形态等变化，综合诊断避免漏诊或误诊。或者行 PET/CT 双时相显像辅助判断，双时相方法在肺恶性病变中有一定的应用价值，一般恶性病变延迟显像 SUV 升高的幅度大于

143

良性病变，如果延迟显像 SUV 不变或下降，则相对支持良性病变的结论。需注意结核及炎性肉芽肿延迟显像 SUV 可增加，且其增加的幅度可类似恶性病变。对无法取得组织病理学证实的患者，通过分析 ^{18}F - FDG 在病灶的浓聚程度及延迟扫描后变化情况，排除或修正可疑诊断，使部分患者避免不必要的创伤性诊断；更精确地确定肿瘤位置包括原发肿瘤、区域转移淋巴结及远处转移病灶。

病例点评

    本病例为肺单发磨玻璃样密度增高影，FDG 摄取较低，PET/CT 诊断时，需结合 HRCT 表现，如病灶分布位于斜裂前方，HRCT 上有典型恶性征象，如边缘有典型分叶、毛刺，病理细支气管充气症，磨玻璃影、晕征、蜂窝征、胸膜凹陷征等，PET 示放射性摄取增高，可考虑恶性病变。贴壁生长型肺腺癌影像表现有其特征性，当 PET 表现阴性时，诊断以 HRCT 影像表现为主；当 PET 出现阳性时，HRCT 表现不典型时，可用双时相 PET 扫描，恶性病变 ^{18}F - FDG 摄取随时间延长，SUV 值升高幅度可大于良性病变，良性病变 SUV 值可观察到不变或减低。^{18}F - 氟代胸苷（^{18}F - FLT）可行进一步鉴别诊断，提高诊断准确性，减少假阴性结果。

027 ^{18}F–FDG PET/CT 显像在食管癌分期中的应用一例

病历摘要

患者男性，46 岁。患者主诉：食管恶性肿瘤 1 年余，食管狭窄进食困难 3 个月。2017 年 5 月出现胃部不适，腹胀，呃逆，后出现进食哽噎，可进软食，5 月行胃镜检查发现距门齿约 24 厘米至贲门胃可见 1 隆起型病交，取病理回报为鳞状细胞癌，后于我院就诊行肺 CT 增强回报食管占位，外科认为不适合手术，于放疗科行放疗 1 疗程，现放疗结束 9 月余，定期复查，病情平稳，仍有进食哽噎，为求进一步诊治入院，患者目前精神状态可，可进软食，睡眠正常，大小便正常，体重无明显变化。半个月前疼痛症状缓解，进食逐渐困难，现行 PET/CT 分期。

食管 CT 平扫 + 增强（64 排）检查所见：食管中下段管壁增厚，其内可见支架影，支架近段局部食管管壁增厚，管腔狭窄，平扫 CT 值约 17HU，增强后可见均匀强化，实质期 CT 值约 56HU，支架内可见内容物影。扫及纵隔淋巴结不大，右肺底可见小斑片影，左肺上叶可见磨玻璃密度微小结节影，左肺下叶可见磨玻璃密度小结节影，双肺可见索条影。

检查结论：食管占位性病变并支架置入术后，请结合临床。双肺多发结节，密切随诊观察。双肺陈旧性变。

食道 X 线钡餐检查所见：食管中下段可见支架影，支架形态良好，下缘达贲门口水平，支架上端上方食道管腔限局性狭窄，造影剂通过不顺利。

检查结论：食管中下段支架置入术后，支架上方食道限局性狭窄，请结合临床。

肿瘤系列甲胎蛋白测定 AFP：1.91ng/ml（正常值范围 0.00～7.00ng/ml）；糖类抗原测定（CA125）：16.16U/ml（正常值范围 0.00～35.00U/ml）；糖类抗原测定（CA153）：4.65U/ml（正常值范围 0.00～25.00U/ml）；糖类抗原测定（CA199）：3.42U/ml（正常值范围 0.00～27.00U/ml）；血清鳞状细胞癌相关抗原测定 SCC：0.80ng/ml（正常值范围 0.00～1.90ng/ml）；癌胚抗原测定 CEA：0.46ng/ml（正常值范围 0.00～4.30ng/ml）。

消化内镜检查提示检查所见：食管距门齿约 35cm 处见管腔狭窄，表面颗粒感结节状，尚光滑，NBI 下轻度褐色改变，活检 4 块，病变处腔窄，内镜无法通过。换用超细胃镜，进镜后见狭窄段约 1.5cm，越过狭窄段见食管支架，通过支架进入胃内。胃底：近贲门见一约 0.5cm×0.6cm 糜烂病变，活检 7 块，质略脆。胃体：黏膜光滑，色泽潮红，未见溃疡及出血。胃角：弧度存在，黏膜光滑柔软，蠕动可。胃窦：黏膜可见斑点状红斑，未见溃疡及出血，蠕动尚可。幽门：近圆形，开闭尚可，黏膜皱壁光滑，色泽淡红，未见溃疡及出血。十二指肠：球部及降部黏膜光滑，未见出血及溃疡。

诊断意见：食管 carcinoma 放疗术后。食管支架置入术后食管黏膜病变，炎性？胃底黏膜病变，请结合病理。

行 ^{18}F – PET/CT 检查显示（图 64～图 68）PET 示左侧锁骨上、上纵隔气管左旁 FDG 摄取增高影，最大 SUV 为 9.0，相应部位 CT

示淋巴结影，最大径约 9mm；PET 示食管中下段 FDG 摄取弥漫性增高，最大 SUV 为 11.9，相应部位 CT 示食管管壁增厚，其内可见环形高密度支架影，部分进入胃内。PET 示左侧膈肌脚区、食管下端左旁 FDG 摄取增高影，最大 SUV 为 8.9，相应部位 CT 示淋巴结影，最大径约 12mm。

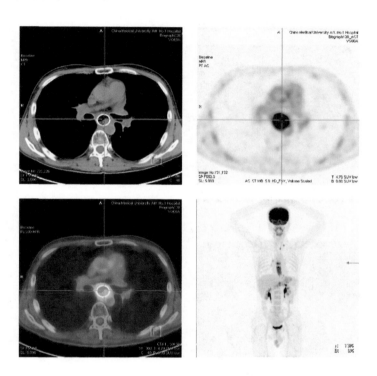

图 64　PET 示食管中下段 FDG 摄取弥漫性增高，最大 SUV 为 11.9，相应部位 CT 示食管管壁增厚，其内可见环形高密度支架影

诊断意见：食管中下段管壁增厚，代谢增高，考虑恶性病变；左侧锁骨上、上纵隔气管左旁（2L）、左侧膈肌脚（8L）、食管下端左旁多发淋巴结影，部分肿大，代谢增高，考虑恶性病变转移。

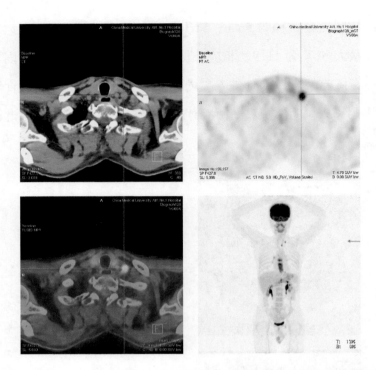

图 65　PET 示左侧锁骨上 FDG 摄取增高影，相应部位 CT 示淋巴结影

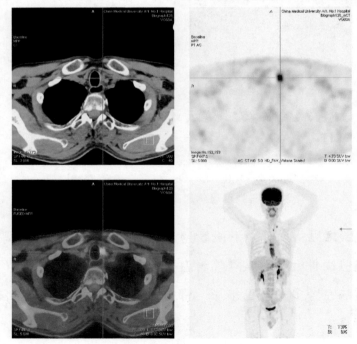

图 66　PET 示上纵隔气管左旁 FDG 摄取增高影，相应部位 CT 示淋巴结影

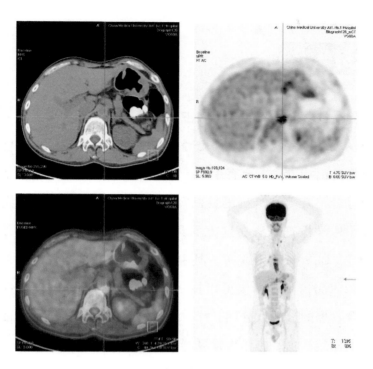

图 67　PET 示左侧膈肌脚区 FDG 摄取增高影，相应部位 CT 示淋巴结影

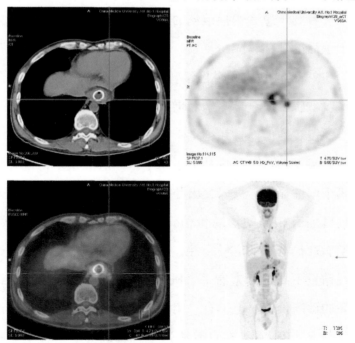

图 68　PET 示食管下端左旁 FDG 摄取增高影，相应部位 CT 示淋巴结影

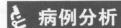 **病例分析**

　　我国是食管癌的高发区，其主要症状是进行性吞咽困难，早期不易被发现，患者就诊时往往已经是中晚期，预后较差。目前临床上食管癌的治疗方法主要有手术、放射治疗、化学治疗、生物靶向治疗及综合治疗等。准确的诊断和分期是确定最佳治疗方案的关键，而影像学检查方法在这方面具有不可替代的作用，主要包括MRI、CT、EUS、PET/CT 等。其中 PET/CT 可以同时反映肿瘤的解剖结构和代谢情况，不仅可以探测原发病灶，还可以发现远处转移，在食管癌的诊断、分期、疗效评价和制定治疗方案等方面都具有重要的作用。食管癌作为常见的消化道恶性肿瘤，因早期症状不明显而容易被忽视，而延误最佳治疗时机。准确的诊断并确定肿瘤的分期不仅有利于患者选择最佳的治疗方案以获得最好的疗效，而且有利于预后的评估，减少复发。目前主要通过内镜下活检确诊食管癌，CT 进一步评估有无淋巴结转移和远处转移；而 PET/CT 对晚期病灶比较敏感，而对早期病灶仍具有一定局限性，这可能与早期病灶较小，侵袭性低而且耗糖量不高等因素有关。

　　^{18}F – FDG PET/CT 显像从分子水平显示肿瘤组织的葡萄糖代谢情况，属于阳性显像，可以突出肿瘤位置并在图像上显示出来，对原发性食管癌有较高的诊断价值。PET/CT 对晚期病灶比较敏感，而对早期病灶仍具有一定局限性，这可能与早期病灶较小，侵袭性低而且耗糖量不高等因素有关。PET/CT 对食管癌区域淋巴结转移具有较高的诊断价值，但仍有一定的缺陷，主要体现在癌旁淋巴结转移的诊断上。PET/CT 在食管癌远处转移的诊断价值上，有很多研究发现其诊断的灵敏度及特异度均高于 CT 和 EUS。

中国医科大学附属第一医院核医学科临床诊疗病例精解　　　中国医学临床百家

本病例为食管癌放射治疗后临床再分期，PET/CT 对原发病变中晚期诊断准确性较高，同时因其为全身采集，对相应淋巴结分布及代谢情况能够较全面的显示和诊断，同时对远处其他转移情况也能较好地显示，使肿瘤的分期较全面及准确，为临床治疗提供更准确的依据及治疗效果观察。

病例点评

PET/CT 能够诊断出大部分食管癌的原发病灶，但由于分辨率较低，在早期原发性肿块的解剖范围和浸润深度的评估上受到一定的限制。在淋巴结转移的诊断上，其对癌旁淋巴结转移诊断的灵敏度和特异度不及 CT。虽然 PET/CT 在原发灶和淋巴结转移的诊断上具有一定的局限性，但其对食管癌远处转移的检出具有重大的意义，这点可避免不必要的手术治疗。另外，PET/CT 在食管癌的疗效评价和预后评估中也具有重要的作用。随着多种正电子显像剂联合显像的应用，PET/CT 在食管癌的诊断治疗中将有更好的应用前景。

028 ^{18}F – FDG PET/CT 显像在肝细胞癌肝移植前分期的应用一例

病历摘要

患者男性，49 岁。1997 年因结肠息肉切除大出血行输血治疗，后定期复查，近期发现肝占位、AFP 升高，怀疑恶性；患者无明显不适症状，精神状态可，饮食、睡眠正常，二便正常，体重无明显变化。现行 PET/CT 评估肿瘤性质及分期，评估肝移植的可行性。

^{18}F – FDG PET/CT 检查所见：PET 示右肺下叶近胸壁类圆形 FDG 摄取异常浓聚影，最大 SUV 为 3.60，延迟后升至 6.09，CT 示相应部位软组织结节影，最大径约为 1.0cm（图 69）；CT 示肝脏外形缩小，表面欠光滑，呈结节样突起，密度不均，肝右后叶多发低密度影，边界欠清晰，最大者横截面积约为 4.7cm × 4.2cm，PET 示相应部位 FDG 摄取异常增高，最大 SUV 为 5.55（图 70）。扫描野内其他部位未见明显异常结构改变或 FDG 摄取。

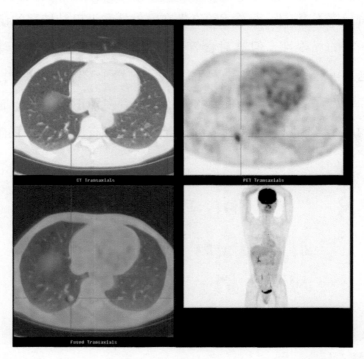

图 69　PET 示右肺下叶近胸壁类圆形 FDG 摄取异常浓聚影，
最大 SUV 为 3.60，CT 示相应部位软组织结节影，
最大径约为 1.0cm

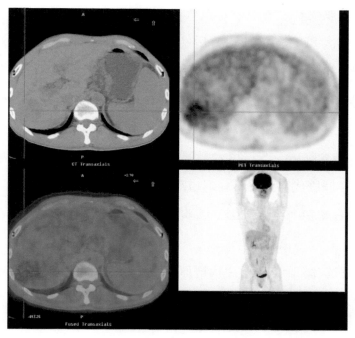

图 70　CT 示肝脏外形缩小，表面欠光滑，呈结节样突起，密度不均，肝右后叶多发低密度影，边界欠清晰，最大者横截面积约为 4.7cm×4.2cm，PET 示相应部位 FDG 摄取异常增高，最大 SUV 为 5.55

检查意见：

1. 结合临床，肝硬化，肝右后叶多发低密度影，高代谢改变，考虑恶性病变可能性大；

2. 右肺下叶结节影，高代谢改变，不除外恶性病变转移；

3. 视野内余部未见确切异常改变，建议定期复查。

随访结果：

患者于 PET/CT 检查后口服靶向药，行肝癌介入治疗。2 个月后（2007－3）复查 PET/CT 提示：肝右叶肿瘤灶及右肺下叶结节仍有代谢，无明显改变。

后续继续口服靶向药治疗，10 个月后（2007－12）复查 PET/CT 示：肝癌介入术后，肝右叶肿瘤灶、右肺下叶结节仍有代谢，

笔记

未见明显改变。

于初次 PET 检查 21 个月后（2008 - 10）行肝区局部放疗 25 周期，后于初次 PET 检查 29 个月后（2009 - 6）行肝移植术，后行多次 PET/CT 复查，均提示肝移植术后改变，右肺下叶结节，代谢增高，末次 PET 检查后（2009 - 11 - 25）复查 PET/CT 示：

1. 结合临床，肝移植术后，肝脏密度不均，可见多个小略低密度影，肝脏代谢弥漫不均匀增高；

2. 右肺多个小结节影、胰头前方淋巴结，代谢略增高，不除外转移；

3. 腹腔肠系膜呈絮片状增厚，代谢弥漫略增高，建议密切复查除外恶性病变转移。

病例分析

本病例为肝癌患者治疗前评估肿瘤分期，评估肝移植手术可行性。PET/CT 提示除肝右叶病灶外，右肺结节 ^{18}F - FDG 摄取增高，不除外恶性病变转移。患者后续进行积极的靶向药物、介入治疗，以及局部放疗，后期多次复查 PET/CT 提示右肺病灶形态、代谢未见明显改变。患者后续行肝脏移植手术；术后 5 月余复查 PET/CT 提示病情进展，肝内多发病灶，右肺多发转移灶，胰头前方淋巴结转移不除外。PET/CT 具有大范围扫描、高灵敏度等优点，有助于早期发现远处转移灶，为肿瘤分期及后续治疗提供指导。

肝移植是肝癌根治性治疗手段之一，尤其适用于有失代偿肝硬化背景、不适合切除的小肝癌患者。合适的适应证是提高肝癌肝移植疗效、保证宝贵的供肝资源得到公平合理应用的关键。关

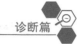

于肝移植适应证，国际上主要采用米兰（Milan）标准、美国加州大学旧金山分校（UCSF）标准等。国内尚无统一标准，已有多家单位和学者陆续提出了不同的标准，包括杭州标准、上海复旦标准、华西标准和三亚共识等。各家标准对于无大血管侵犯、淋巴结转移及肝外转移的要求都比较一致，但是对于肿瘤的大小和数目的要求不尽相同。上述国内标准均不同程度地扩大了肝癌肝移植的适用范围，可使更多的肝癌患者因肝移植手术受益，并未明显降低术后总体生存率和无瘤生存率。但仍需多中心协作研究以支持和证明，从而获得高级别的循证医学证据。原发性肝癌诊疗规范（2017 年版）推荐采用 UCSF 标准。

如何有效地挑选适合的移植受体及尽早发现肝移植术后复发或转移病灶，对提高移植生存率有着重要的意义。肝移植术前必须进行详尽的实验室和影像学检查，而肝移植术前了解患者全身情况和有无肝外转移病灶对拟行肝移植的患者尤为重要，^{18}F - FDG PET/CT 一次检查能够全面评价淋巴结转移及远处器官的转移，具有全身显像和较高敏感性等优点，为肝移植术前评估提供了有效的方法。

尽管分化程度高的肝癌细胞内葡萄糖 - 6 - 磷酸酶较高，导致 ^{18}F - FDG 在肿瘤细胞中不易浓聚，造成假阴性。但肝内病灶的代谢特点不影响 ^{18}F - FDG PET/CT 对肝外转移性病灶的探查效率，因为肿瘤异质性的因素，肝外转移性病变的细胞可有较高的 ^{18}F - FDG 的摄取。

PET/CT 实现了功能成像和解剖定位图像的同机融合，既反映了组织细胞的代谢状况又提供了精确的病灶解剖信息；为肝癌患者肝移植术前的评估提供了一种新的检查手段，有利于提高患者的治疗获益，避免肝源的浪费。

病例点评

①该患者在肝占位治疗前行^{18}F – FDG PET/CT 显像，发现肝外转移病变，为临床治疗方案的制定提供了一定的依据。

②尽管 ESMO 的《肝细胞癌的诊断、治疗和随访指南》并不推荐将^{18}F – FDG PET/CT 应用于临床分期，但考虑到^{18}F – FDG PET/CT 高灵敏、大范围扫描的优势，其用于移植术前评估将有利于延长患者生存期，减少因移植后免疫抑制所造成的残留病灶复发或大范围转移。

③由于葡萄糖代谢存在着磷酸化和去磷酸化的动态过程，当磷酸化水平高于去磷酸化时，表现为^{18}F – FDG 摄取增加；而去磷酸化水平等于或大于磷酸化水平，则表现为^{18}F – FDG 摄取与周围组织相同或减低，从而导致 PET 显像在部分高分化的肝细胞癌患者中出现部分假阴性。故当^{18}F – FDG PET/CT 结果阴性而临床高度怀疑复发或转移时，应该结合其他检查综合分析加以判断，以免造成漏诊。

参考文献

中华人民共和国卫生和计划生育委员会医政医管局. 原发性肝癌诊疗规范（2017年版）. 传染病信息，2017，16（3）：705 – 720.

笔记

029 ^{18}F – FDG PET/CT 显像在胆管癌诊断及鉴别诊断中的应用一例

病历摘要

患者女性，62 岁。6 年前于当地医院因甲状腺癌行甲状腺全切术 + 颈部淋巴结清扫，术后病理为：乳头状癌，术后行放疗 25 天，未行^{131}I 治疗，后未系统复查。

半年前患者开始腰疼，因怀疑骨结核于胸科医院住院诊治过程中，行增强 MR 提示：肝内多发占位，转移瘤？请结合临床病史；十二指肠局部肿块影，十二指肠区来源肿瘤？淋巴结？腹膜后淋巴结肿大，转移性？肝、胆、脾、胰超声：脂肪肝；肝内多发实质占位性病变可能性大，注意继发；肝左外叶下方、胰颈部上方低回声，考虑肿大淋巴结，注意继发。甲状腺及双颈部淋巴结超声：甲状腺术后，目前未见明显占位性病变所见；双颈部淋巴结显示；TG：0.45ng/ml（正常值范围 1.60 ~ 59.90ng/ml）。

后于外院行肝占位穿刺活检，病理在我院会诊后提示：（肝脏）腺癌，结合临床病史，考虑为转移癌（甲状腺来源可能性大）。后于我科预约行^{131}I 治疗，治疗前^{131}I 全身显像提示（图 71）：甲状腺位置处未见碘代谢增高，中纵隔区见碘代谢略增高影。

PET/CT 检查所见：PET 示肝脏多发 FDG 摄取增高影，最大 SUV 为 10.9，相应部位 CT 示软组织密度结节影及肿块影，外形轮廓界限不清（图 72）。PET 示腹膜后胰头后方、胰体前方及腹主动

笔记

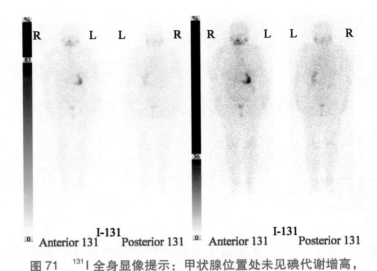

图71　^{131}I 全身显像提示：甲状腺位置处未见碘代谢增高，
中纵隔区见碘代谢略增高影

脉左前多发 FDG 摄取增高影，最大 SUV 为 11.7，相应部位 CT 示肿大淋巴结影（图73）。扫描野内其他部位未见明显异常结构改变或 FDG 摄取。

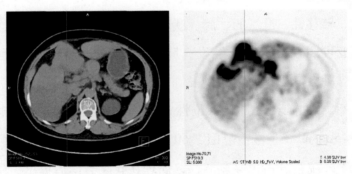

图72　PET 示肝脏多发 FDG 摄取增高影，最大 SUV 为 10.9，
相应部位 CT 示软组织密度结节影及肿块影，外形轮廓界限不清

检查意见：

1. 肝脏多发代谢增高影，考虑恶性病变伴肝内转移不除外；

2. 腹膜后胰头后方、胰体前方及腹主动脉左前肿大淋巴结影，代谢增高，考虑恶性病变转移可能性大。

笔记

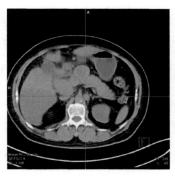
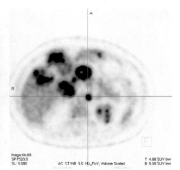

图 73　PET 示腹膜后胰头后方、胰体前方及腹主动脉左前多发 FDG 摄取增高影，最大 SUV 为 11.7，相应部位 CT 示肿大淋巴结影

病理及随访结果：PET/CT 检查后于 FDG 摄取增高灶进行 2 次穿刺，免疫组化提示上皮来源，胆管细胞癌，临床给予吉西他滨 + 替吉奥方案，第 2 周期稳定，第 4 周期稳定，第 5 周期进展。

病例分析

胆管细胞癌来源于胆管上皮，在肝脏肿瘤中发病率第二，仅次于肝细胞肝癌。胆管细胞癌根据其肿瘤解剖部位的不同，可将其分为肝内型和肝外型胆管细胞癌。肝外型胆管细胞癌主要包括肝门型和胆总管型两种。肝内胆管细胞癌发生于二级胆管以上的末梢侧肝内小胆管，起自肝内胆管上皮细胞，可分为肿块型、周围浸润型和腔内生长型，早期临床表现无特异性，症状隐匿，多数患者就诊时已经为晚期。手术根治是唯一可以治愈的方法，化疗及放疗的效果不佳，术后 5 年的存活率较低。

随着影像技术的发展，影像学检查广泛用于胆管细胞癌的诊断。因其生物学特性复杂，误诊率高。B 超检查经济方便，可表现为圆形、类圆形、不规则形强回声，伴有远端小胆管扩张，是早期筛选的主要检查方法，但容易受肠气干扰，定性价值不高，

笔记

故其诊断主要靠 CT 检查。超声内镜检查可以更好地观察远端肝外胆道、局部淋巴结和血管，并可引导细针对病灶和淋巴结穿刺活检。CT 及 MRI 可以较好地显示病灶的形态、周围组织的侵袭情况、与血管的关系。CT 上表现为肝内低密度的圆形、类圆形、分叶状及不规则形肿块，可伴有肝内胆管结石及远段胆管扩张，增强扫描显示肿块早期周边不完全环形强化，门脉期强化程度逐渐增加，但密度低于肝实质，延迟期强化明显。MRCP 可以很好地显示胰胆管的解剖形态，在诊断胆道梗阻方面有明显的优势。但是，部分病灶由于血供异常、体积因素，或伴有炎症等，诊断鉴别较困难。ERCP 是一种诊断兼治疗的方法，可以了解胆道的情况同时兼顾治疗，支架置入缓解黄疸，但属于有创检查。

^{18}F – FDG PET/CT 是肿瘤早期诊断、临床分期和疗效评估的重要分子影像技术。^{18}F – FDG PET/CT 是 PET 功能代谢与 CT 形态学的同机融合，既能提供肿瘤的解剖学信息，又能从分子水平显示肿瘤组织的葡萄糖代谢情况，属于阳性显像，可以突出肿瘤位置并在图像上显示出来，在胆管细胞癌特别是肝内胆管癌的诊断方面有独到的价值。胆管细胞癌对 FDG 呈高摄取，尤其肿块型肝内胆管细胞癌，多数表现为环形 FDG 摄取增高，这与其肿瘤生物活性相符。值得注意的是，肝胆系统肿瘤中，对^{18}F – FDG 高摄取的多见于肝转移癌、胆管细胞癌、中低分化肝细胞癌、神经内分泌癌等，高分化肝细胞癌较少呈现出 FDG 高摄取。鉴于肝转移癌、胆管细胞癌都对 FDG 高摄取，当肝内胆管细胞癌伴肝内转移时，在增强 CT 上较难与其他肿瘤的肝转移癌鉴别。

在本病例中，患者因有甲状腺癌的病史，当发现肝占位时，尽管穿刺组织病理会诊提示为腺癌，结合病史提示甲状腺癌转

笔记

移，但可能因穿刺组织较小，存在误诊的可能性。分化型甲状腺癌在[131]I治疗前应做充分的评估，结合 TG、全身碘显像等结果，才能正确做出临床诊断。另外，胆管的良性狭窄、胆管腺瘤、炎性肉芽肿、肝脓肿、内镜检查所致医源性创伤等都会导致[18]F - FDG PET/CT诊断产生假阳性及假阴性。由于黏液短期内不摄取葡萄糖，必要时可行延迟显像，以避免黏液腺癌患者的假阴性。硬化性胆管炎、肉芽肿、脓肿等 FDG 摄取增高，易导致 PET 诊断的假阳性。PET 在硬化性胆管炎与胆管癌的鉴别诊断价值方面仍有争议。

🔳 病例点评

①了解肝胆系统肿瘤的[18]F - FDG PET/CT 代谢表现与肿瘤分型的关系，有助于肿瘤的诊断及定性；

②该患者为甲状腺乳头状癌术后患者，尽管肝占位初次穿刺结果提示腺癌，结合病史不除外甲状腺癌转移，但患者全身[131]I 显像未见肝区摄取增高影，TG 未见明显增高，此时应对肝脏病变性质行谨慎评估。[18]F - FDG PET/CT 未见其他明显高代谢灶，应着重鉴别肝胆系统肿瘤。尽管疾病发生发展多以"一源化"考虑，但现在双癌的发生率逐渐增高，评估原发肿瘤外新发病变时应根据多项检查进行综合判断。

030 ^{18}F – FDG PET/CT 显像在胃癌分期中的应用一例

病历摘要

患者男性，56 岁。患者既往胃溃疡、胃炎多年，3 周前患者出现胃部疼痛不适，期间服用奥美拉唑治疗，症状未见好转，15 天前于外院行胃镜检查示：胃窦 – 幽门隆起溃疡性病变，病理示：胃黏膜内腺癌。4 天前于我院就诊，血清学检查提示肿瘤标志物升高，CEA：32.30ng/ml（正常值范围 0.00 ~ 4.30ng/ml）；AFP：145.10ng/ml（正常值范围 0.00 ~ 7.00ng/ml），患者暂无明显不适，行 PET/CT 评估肿瘤分期。

PET/CT 检查所见：

PET 示胃窦部团块状 FDG 摄取增高影，最大 SUV 为 14.9，相应部位 CT 示胃壁不规则增厚，最大横截面积约为 65mm × 34mm，其内伴有高密度影，管腔狭窄（图 74）。CT 示胃周多发淋巴结影，FDG 摄取未见异常。PET 示肝脏多发 FDG 摄取增高影，最大 SUV 为 8.5，相应部位 CT 示密度略减低影，大者最大径约 25mm（图 75）。CT 示肝门区淋巴结影，FDG 摄取增高，最大 SUV 为 3.8（图 76）；PET 示左侧髂骨 FDG 摄取增高影，最大 SUV 为 3.4，相应部位 CT 未见异常（图 77）。扫描野内其他部位未见明显异常结构改变或 FDG 摄取。

笔记

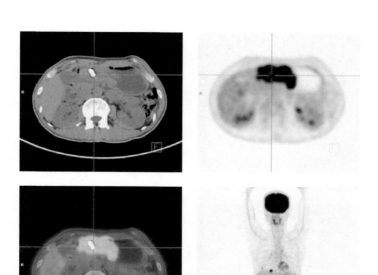

图 74　PET 示胃窦部团块状 FDG 摄取增高影，最大 SUV 为 14.9，
相应部位 CT 示胃壁不规则增厚，最大横截面积约为
65mm×34mm，其内伴有高密度影，管腔狭窄

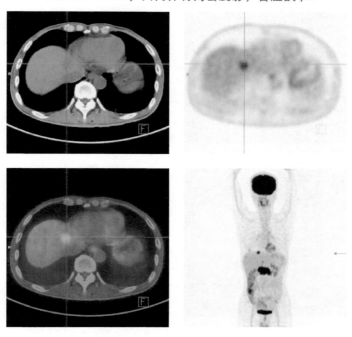

图 75　PET 示肝脏多发 FDG 摄取增高影，最大 SUV 为 8.5，
相应部位 CT 示密度略减低影，大者最大径约 25mm

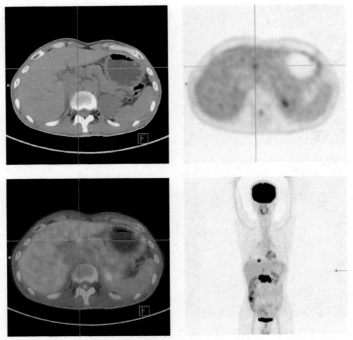

图76 CT 示肝门区淋巴结影，FDG 摄取增高，最大 SUV 为 3.8

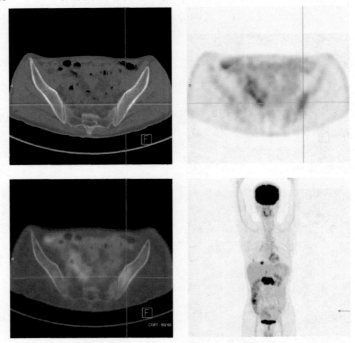

图77 PET 示左侧髂骨 FDG 摄取增高影，最大 SUV 为 3.4，
相应部位 CT 未见异常

笔记

检查意见：

1. 胃窦部胃壁不规则增厚，代谢增高，考虑为恶性病变；

2. 肝脏多发密度减低影，代谢增高，多考虑恶性病变转移；肝门区淋巴结影，代谢增高，多考虑为恶性病变转移；

3. 左侧髂骨代谢增高,恶性病变转移不除外,请结合临床相关检查;

4. 胃周多发淋巴结影，无代谢增高，建议密切复查。

随访结果：

PET/CT 检查后，因无手术指征，遂转至我院肿瘤内科行化疗。化疗 2 周期、4 周期后评效提示疾病部分缓解（PR）。一线化疗结束后转为单药治疗，2 周期后评效肝脏出现新发病灶考虑疾病进展（PD）。更改为二线化疗方案，2 周期后评效再次提示疾病进展。

病例分析

胃癌是消化系统最常见的恶性肿瘤之一，其好发于胃窦部，特别是胃小弯侧；由于其非特异的临床表现，早期症状常不明显甚至无症状，导致往往在诊断时疾病已发展至较晚期，治疗效果和预后不能令人满意，胃癌的 5 年生存率仍较低。

外科手术是治疗胃癌的主要手段，因此术前正确评估胃癌的进展情况、明确分期尤为重要，这样既能够避免不必要的手术，又可提供个性化有效的治疗方案。由于近年来胃肠内窥镜检查的普及性提高，胃癌的诊断已经得到较大提升，但常规的影像学手段，如CT 及超声内镜并不足以实现准确分期及对肿瘤的综合评估。PET/CT 作为一种无创的功能代谢显像技术，近年来在肺癌、乳腺癌等常见恶性肿瘤的临床诊断研究中，其具有高度的敏感性和特异性均已经被证实，在胃癌的诊断及分期方面均有一定的临床应用价值，

^{18}F – FDG PET/CT 是将有正电子标记的放射性核素引入体内，无创性反映肿瘤糖代谢及生物学特征的一种检查。另外，一次^{18}F – FDG PET/CT 可实现大范围、高灵敏度显像，这使得其不仅可以对原发肿瘤进行观察，而且可以了解其全身累及情况，因而对恶性病变的分期有重要价值。

为了明确筛选出适用于 PET/CT 分期的胃癌患者，Kaneko 等制定了一个临床可用的 PET 评分系统，评价指标包括以下与胃癌摄取^{18}F – FDG 能力相关的临床病理参数：肿瘤分期［早期胃癌（early gastric cancer，EGC）或进展期胃癌（advanced gastric cancer，AGC)］、肿瘤部位（近端1/3 或远端2/3）、肿瘤大小［小（<3cm）或大（>3cm)］、Lauren 分型（肠型或弥散型）、世界卫生组织分期（SRC 或非 SRC）及葡萄糖转运蛋白 1（glucose transporter 1，GLUT1）状态（GLUT1 – 阳性或 GLUT1 – 阴性）。研究者发现 AGC（85.6%，752/878）呈现出比 EGC（26.8%，99/370）更高的^{18}F – FDG 摄取能力；同样地，更大的肿瘤、非 SRC 肿瘤、近端肿瘤及 GLUT1 – 阳性肿瘤也与更高的^{18}F – FDG 摄取能力相关。在最终筛选出的 16 种不同的参数组合方式构成的模型中，研究者发现^{18}F – FDG 摄取程度较高的患者平均得分明显高于摄取较低的患者（6.67 分 *vs.* 3.56 分，$P < 0.0001$)，得分在 4.41 分以上可作为是否适合用于^{18}F – FDG PET/CT 显像进行肿瘤分期的患者区分，其灵敏度和特异性分别为85% 和71%（$P < 0.001$）。

利用^{18}F – FDG PET/CT 进行的一些研究显示，其探测转移淋巴结的灵敏度和特异性、准确度分别为41% ~51% 和86% ~100%、51 ~76%。PET/CT 的主要优势为检测远处转移，如肝、肺和骨的转移。苟丽等研究发现诊断胃癌远处转移的灵敏度为85.0%。

本病例^{18}F – FDG PET/CT 提示除胃窦部原发灶外，肝脏、肝门区淋巴结均出现转移灶，左侧髂骨代谢增高处不除外恶性病变转移，改变了患者的临床分期及治疗方案；随访结果提示患者在检查后立即启动一线化疗，病情一度缓解，但对于中晚期胃癌患者而言，治疗效果欠佳；患者的生存期也较短。

病例点评

尽管^{18}F – FDG PET/CT 在胃癌原发肿瘤的诊断方面与其他影像方法相比并无令人信服的优势，尤其是对早期胃癌、印戒细胞癌或黏液腺癌的诊断价值差强人意，但随着多种新型正电子显像剂的出现，这些显像剂的 PET/CT 显像或联合应用为提高 PET/CT 在胃癌原发肿瘤和局部淋巴结转移诊断效能提供了机会，有待进一步研究。

目前^{18}F – FDG PET/CT 在胃癌远处转移即 M 分期方面的价值已经得到公认，可定位腹腔及远处淋巴结及远处脏器转移，有效地评估病情进展，有助于外科评估手术指征。PET/CT 一次扫描，大范围成像的优势，同时反应解剖及代谢情况的优势，有助于合理选择治疗方案，减轻了患者的经济、精神负担，而且节约了不必要的医疗资源浪费。

参考文献

1. Kaneko Y, Murray W K, Link E, et al. Improving patient selection for ^{18}F – FDG PET scanning in the staging of gastric cancer. J Nucl Med, 2015, 56：523 – 529.

2. Mustafa F, Kemal M K, Bulent A, et al. The Role of ^{18}F – FDG PET/CT in the Primary Staging of Gastric Cancer. Molecular Imaging and Radionuclide Therapy, 2015, 24 (1)：15 – 20.

3. Amato A S I, Michele T, Nicola M L, et al. Comparison between CT Net

enhancement and PET/CT SUV for N staging of gastric cancer：A case series. Annals of Medicine and Surgery, 2017, 7（21）：1-6.

4. 苟丽，高峰. 探讨[18]F-FDG PET/CT 检查在胃癌中的分期及诊断价值. 新疆医学, 2017, 47（9）：962-965.

031 ^{18}F-FDG PET/CT 显像在肠癌治疗后复发监测中的应用一例

病历摘要

患者女性，52 岁。2015-7-27 因直肠癌行手术治疗，术后行放疗 28 次，末次至 2015-10 结束。后口服化疗药至 2016-5 结束。术后于我院每 3 个月复查 CT 及肿瘤标志物均无异常。9 天前于我院复查 CT 提示：肝右叶边缘低密度影。为求手术治疗，现行 PET/CT 再分期。

PET/CT 检查所见：PET 示肝右后叶结节状 FDG 摄取增高影，最大 SUV 为 5.2，延迟显像最大 SUV 为 7.3，相应部位 CT 示略低密度影，外形轮廓界限欠清，最大径约 9mm（图 78）。CT 示腹膜后区多发淋巴结影，部分增大，部分 FDG 摄取增高，最大 SUV 为 3.5，延迟显像最大 SUV 为 4.6（图 79）。CT 示直肠术后改变，PET 示直肠吻合口左前方 FDG 摄取增高影，最大 SUV 为 7.5，延迟显像最大 SUV 为 9.1，相应部位 CT 示软组织密度影（图 80）。扫描野内其他部位未见明显异常结构改变或 FDG 摄取。

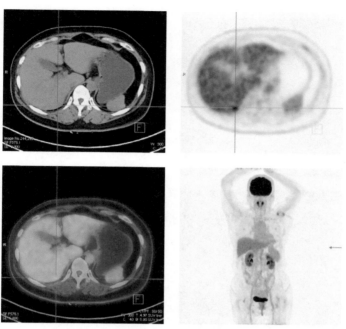

图 78　PET 示肝右后叶结节状 FDG 摄取增高影，最大 SUV 为 5.2，
延迟显像最大 SUV 为 7.3，相应部位 CT 示略低密度影，
外形轮廓界限欠清，最大径约 9mm

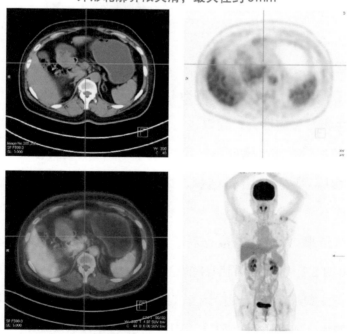

图 79　CT 示腹膜后区多发淋巴结影，部分增大，部分 FDG 摄取增高，
最大 SUV 为 3.5，延迟显像最大 SUV 为 4.6

笔记

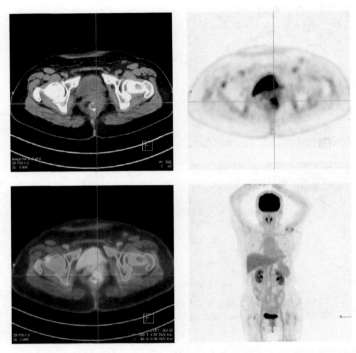

图 80　CT 示直肠术后改变，PET 示直肠吻合口左前方 FDG 摄取
增高影，最大 SUV 为 7.5，延迟显像最大 SUV 为 9.1，
相应部位 CT 示软组织密度影

检查意见：

1. 直肠术后改变，直肠吻合口左前方软组织密度影，代谢增高，恶性病变可能性大，建议进一步专科检查；

2. 肝右后叶略低密度影，代谢增高，恶性病变转移可能性大；

3. 腹膜后区多发淋巴结影，部分增大，部分代谢增高，恶性病变转移不除外。

随访结果： PET/CT 检查后于 2016 – 12 行二线化疗方案 6 周期，2 周期、4 周期、6 周期评效分别为 SD、PR、PR；第 7 周期始改为单药方案维持化疗，持续至 11 周期。11 周期评效肝脏局部病灶较前增大，疾病进展（PD），MDT 会诊后建议若无其余转移灶可行局部肝段切除术。术前超声及肠镜提示未见局部肠壁增厚及肿大淋巴结，后于 2017 - 12 行肝Ⅶ段部分切除术。术后病理示：腺癌，免疫组化符合转移性腺癌。

2018 - 1、2018 - 4 复查影像学提示疾病完全缓解（CR）。

病例分析

结肠癌是常见的发生于结肠部位的消化道恶性肿瘤，好发于直肠与乙状结肠交界处，以 40 ~ 50 岁年龄组发病率最高，男女之比为（2 ~ 3）∶ 1。发病率占胃肠道肿瘤的第 3 位。结肠癌主要为腺癌，大体形态呈息肉状、溃疡型等。结肠癌可沿肠壁环行发展，沿肠管纵径上下蔓延或向肠壁深层浸润，除经淋巴管、血流转移和局部侵犯外，还可向腹腔内种植或沿缝线、切口面扩散转移。

早期癌内镜下可根治的病变可以采取内镜微创治疗，中晚期癌的治疗方法以手术为主，辅以化疗、免疫治疗，以及其他支持治疗的综合方案，以提高手术切除率，降低复发率，提高生存率。手术治疗的原则：尽量根治，保护盆腔植物神经，保存性功能、排尿功能和排便功能，提高生存质量。

近年来结肠癌的发病率逐年增高，成为最常见的恶性肿瘤之一。虽经手术治疗但复发率高，预后差，因此临床上如能早期诊断，准确判断术前结肠癌浸润范围、转移区域及术后复发或转移并制定相应的治疗方案，一些有转移或复发的患者将从中受益。目前常用的影像学检查，CT、MRI 多从解剖结构的角度来判断结肠癌组织密度的变化常常会影响诊断的准确性。[18]F - FDG PET/CT 属于功能显像，灵敏度高，能发现病变的早期变化，已成为肿瘤诊断的一种有用的检查方法。

结肠癌患者死亡的最主要原因是结肠癌的复发和转移，结肠癌的术后复发率为 30% ~40%，多数发生于术后 2 年内，因此发现早期复发灶以争取再次手术的机会并进行积极系统的联合治疗是改善患者生活质量、提高预后存活率的关键。术后随访的手段主要依靠 CT、MR、超声、血清肿瘤标志物及肠镜；由于术后局部解剖结构改变及位置改变，同时术后的纤维组织增生，放疗后的炎性反应等容易导致直肠周围的筋膜、韧带增厚等，这些因素均可造成基于形态学改变的普通影像学不易发现的病灶，或者发现肿块，但难以鉴别其良恶性。而肠镜由于准备时间长、一般难以观察肠外改变等不足限制了其应用。而^{18}F – FDG PET/CT 则可通过代谢差异对病灶进行评估，准确鉴别。一般而言，肿瘤复发灶摄取 FDG 较高，而瘢痕组织摄取不明显。刘武君等研究发现^{18}F – FDG PET/CT 探测结肠癌术后疑似复发患者的总体敏感度 87.0%，特异性 77.3%，准确性为 83.8%，较常规 CT 影像学检查在诊断结肠癌术后复发方面更有价值。需要注意的是，FDG 的高摄取现象在正常组织或一些良性病变，如炎性肉芽肿性病变和本案例中的手术创伤后组织修复中也可以出现，图像诠释时应谨慎。

临床上常用血清肿瘤标志物水平作为监测结肠癌术后患者是否存在复发转移的指标，当结肠癌治疗后患者 CEA 增高，而常规影像学检查结果为阴性时，PET/CT 诊断复发、转移有一定的临床意义。Lu 等通过对 FDG PET 或 PET/CT 检测结直肠癌患者 CEA 升高的复发转移评估进行系统评价和荟萃分析，发现在 CEA 升高的结直肠癌患者中，FDG PET/CT 检测肿瘤复发的敏感性、特异性、阳性似然比及阴性似然比的汇总估计值为 94.1%（95% *CI*，89.4% ~ 97.1%），77.2%（95% *CI*，66.4% ~ 85.9%），4.70（95% *CI*，0.82 ~12.13），0.06（95% *CI*，0.03 ~0.13），FDG PET 或 PET/CT 是评估伴有 CEA 增高疑似结直肠肿瘤复发患者的有价值的影像工具。

　　本病例患者直肠癌术后定期复查，CT 提示肝占位，不除外转移，PET/CT 除提示肝转移外，亦发现了基于形态学改变的普通影像学不易发现的直肠吻合口复发及腹膜后区淋巴结转移，改变了患者的临床再分期；后续化疗后评效提示肝病灶较前增大，经 MDT 会诊后行肝局部切除，术前超声及肠镜提示未见局部肠壁增厚及肿大淋巴结。术后复查提示 CR。PET/CT 在早期及全面探测直肠癌复发及转移中具有重要意义。

🩺 病例点评

　　①尽管目前大多患者均在结直肠癌术前行全程肠镜，但部分患者由于肠道准备不充分、局部肠管梗阻等多方面原因，可能会遗漏部分病灶。而术后随访时，可能由于吻合口状况欠佳，肠镜无法通过而难以对患者肠管内有无残留或复发灶进行有效的评估，从而造成漏诊。

　　②增强 CT 在术前及术后随访过程中均对肠镜做出有效的补充；可多角度观察肠管及吻合口周围组织改变。但传统的解剖学影像难以对术后改变或残留病灶进行有效鉴别，可能会遗漏部分体积较小的淋巴结转移灶，可能会对一部分患者的治疗造成延误。

　　③代谢显像可较解剖影像更早地对复发、转移进行评估，特别是远处转移及微小淋巴结转移的鉴别与诊断；而且其可有效地对术后肠道残端及吻合口有无残留灶或复发灶进行判断。提示临床医师在必要时转换治疗方案，提高生存质量。

参考文献

1. 刘武君，王铁力. [18]F – FDG 显像在诊断结肠癌术后转移复发中的应用. 华北理工大学学报（医学版），2013，15（5）：616-617.

2. Lu Y Y, Chen J H, Chien C R, et al. Use of FDG – PET or PET/CT to detect recurrent colorectal cancer in patients with elevated CEA: a systematic review and meta – analysis. Int J Colorectal Dis, 2013, 28（8）：1039-1047.

032 ^{18}F – FDG PET/CT 显像在膀胱癌治疗后复发监测中的应用一例

病历摘要

患者男性，57 岁。患者 2011 年 4 月因无痛性肉眼血尿于我院行膀胱镜提示多发肿物，后行手术切除（病理：尿路上皮癌），术后规律膀胱灌注化疗。后于 2011 年 11 月至 2014 年 12 月期间因膀胱癌复发先后行 8 次经尿道膀胱肿瘤电切术，其中 2011 年复发 1 次，2012 年复发 2 次，2013 年复发 2 次，2014 年复发 3 次，病理回报均为：尿路上皮癌，术后规律行膀胱灌注化疗及复查膀胱镜。

2015 年 5 月复查膀胱镜提示膀胱肿瘤复发，于我院泌尿外科在全麻下行全膀胱切除双侧输尿管皮肤造口术，手术过程顺利，术后病理示：低分化神经内分泌癌（小细胞癌）。2015 年 7 月腹部 CT 提示：肝脏多发小低密度灶，部分性质待定，腹股沟淋巴结肿大。化疗 5 周期，2015 年 11 月末次化疗结束。

2016 年 1 月前患者自述阴茎根部硬性肿块伴局部按压痛，行腹部 CT 回报：左侧阴囊内可见等密度结节，大小约为 2cm×2cm，增强后可见明显强化。后于泌尿外科行耻骨前肿物切除术，术后病理示：符合低分化神经内分泌癌（小细胞癌）复发。2016 年 2 月行单药化疗 2 周期，2016 年 4 月再次化疗。

2016 年 5 月超声提示腹壁切口下方术后改变；耻骨联合上方低回声，不除外术后改变，建议定期复查。2016 年 5 月腹部 CT 提示膀胱术后。左侧导管影外侧、盆壁之间可见团块影，可疑占位性病变，请结合临床，进一步检查。腹主动脉硬化。腹股沟内见肿大淋巴结。现行 PET 明确腹腔内病灶性质及再分期。

PET/CT 检查所见： CT 示双侧输尿管皮肤造口术后改变，造口周围软组织 FDG 摄取增高，最大 SUV 为 3.2。PET 示左侧髂窝输尿管外侧团块状 FDG 摄取增高影（图 81），最大 SUV 为 16.1，CT 示相应部位软组织肿块影，最大横截面积约 37mm×51mm；PET 示右侧髂窝输尿管外侧 FDG 摄取增高影，最大 SUV 为 3.9，CT 示相应部位不规则软组织影（图 82）。CT 示腹膜后区淋巴结影（图 83），FDG 摄取略增高，最大 SUV 为 2.0。CT 示膀胱未见显示。CT 示前腹壁密度增高影，FDG 摄取增高影，最大 SUV 为 2.9；PET 示耻骨前及阴茎根部多发结节状 FDG 摄取增高影（图 84），最大 SUV 为 15.0，CT 示相应部位软组织密度影，大者最大横截面积约 23mm×19mm。CT 示双侧腹股沟淋巴结影（图 85），部分肿大，代谢增高，最大 SUV 为 4.9。扫描野内其他部位未见明显异常结构改变或 FDG 摄取。

检查意见：

1. 左侧髂窝输尿管外侧软组织肿块影，代谢增高，多考虑为恶性病变；右侧髂窝输尿管外侧不规则软组织影，代谢增高，建议密切复查除外恶性病变转移；

2. 耻骨前及阴茎根部多发软组织密度影，代谢增高，多考虑恶

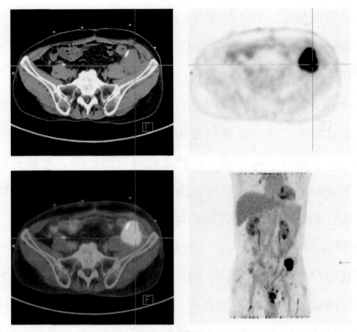

图 81 PET 示左侧髂窝输尿管外侧团块状 FDG 摄取增高影,最大 SUV 为 16.1,
CT 示相应部位软组织肿块影, 最大横截面积约 37mm ×51mm

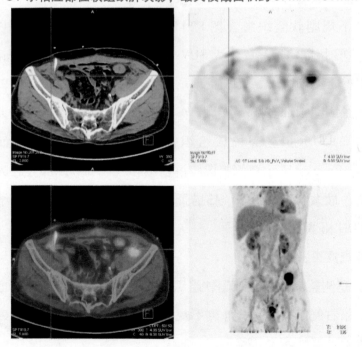

图 82 PET 示右侧髂窝输尿管外侧 FDG 摄取增高影, 最大 SUV 为 3.9,
CT 示相应部位不规则软组织影

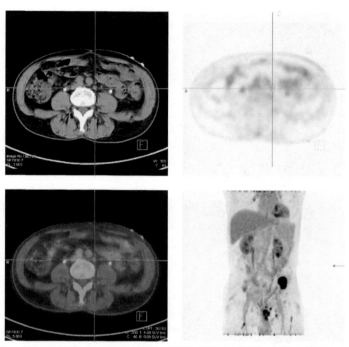

图 83　CT 示腹膜后区淋巴结影，FDG 摄取略增高，最大 SUV 为 2.0

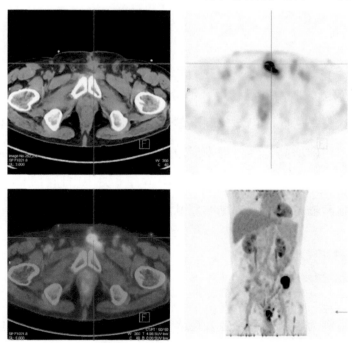

图 84　PET 示耻骨前及阴茎根部多发结节状 FDG 摄取增高影，最大 SUV 为
15.0，CT 示相应部位软组织密度影，大者最大横截面积约 23mm×19mm

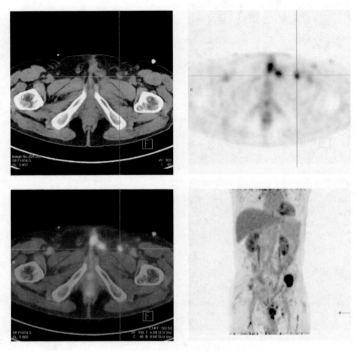

图 85　CT 示双侧腹股沟淋巴结影，部分肿大，
代谢增高，最大 SUV 为 4.9

性病变转移；

　　3. 双侧腹股沟淋巴结影，部分肿大，代谢增高，恶性病变转移不除外；腹膜后区淋巴结代谢略增高，建议密切复查；前腹壁密度增高影，代谢增高，多考虑术后改变。

　　随访结果： 患者后行放化疗，2016 年 8 月 10 日腹部 CT 复查提示左侧髂窝输尿管外侧未见明显软组织肿块。

病例分析

　　本病例为膀胱癌多次复发患者，既往多次内镜下病灶切除，后续全膀胱切除、淋巴清扫及化疗治疗，^{18}F – FDG PET/CT 提示出现盆腔、耻骨前及阴茎根部、双侧腹股沟转移，较全面的评估了患者的再分期及荷瘤状态。

　　膀胱癌是泌尿系统第 2 位常见恶性肿瘤，男性较女性多见，临床症状以无痛性血尿常见，70% 的患者为浅表性肿瘤，易复发，但往往对患者没有致命威胁，约 30% 的膀胱癌浸润肌层；但是，如果伴有远处转移的话则可能威胁生命。

　　肿瘤的分期对治疗方案的制定有重要的临床价值，膀胱癌的分期是判断膀胱癌预后的最有价值的参数。目前临床普遍采用的是国际抗癌联盟（UICC）2002 年第 6 版的 TNM 分期法。

　　近年来^{18}F – FDG PET/CT 显像已广泛应用于多种恶性肿瘤的诊断和分期，但因^{18}F – FDG 经泌尿系统排泄，膀胱内放射性本底很高，导致膀胱中小病灶及相邻小淋巴结容易被漏诊。因而在行膀胱癌的 FDG PET/CT 显像应尽量减低膀胱及输尿管内的放射性。常在常规^{18}F – FDG PET/CT 显像完成后，口服呋塞米后并行腹盆部^{18}F – FDG PET/CT 延迟显像，观察腹盆部及泌尿系统的核素分布状况。

　　膀胱癌的临床分期对治疗方法的选择至关重要。目前临床上广泛应用的膀胱镜检结合活组织病理学检查，虽然可以诊断膀胱癌，但无法确定肿瘤侵犯范围，更无法检出转移灶；而且当膀胱内充满血液及尿道狭窄时，镜检则无法获得满意的结果，甚至无法进行。常规影像学检查包括 CT、MRI、B 超，诊断膀胱癌及其转移灶主要依赖于解剖结构的改变，在早期肿瘤病灶诊断上存在一定的局限性；而且这些检查往往是局部显像，无法全面系统评价荷瘤状态。因此膀胱癌的术前分期尚需新的检查手段。PET/CT 是将功能代谢和解剖形态成像相结合建立的功能分子影像，对恶性肿瘤转移灶的探测，较其他影像检查方法具有更高的灵敏度；另外其独特的大范围显像模式在肿瘤临床分期上具有显著优势，可以全面系统的评价荷瘤状态。

低分期膀胱癌的病理分期主要依据肿瘤的浸润深度，正常膀胱壁厚 5～9mm，完全充盈后膀胱壁厚 1～3mm，由内到外分别为黏膜层、黏膜下层、肌层及浆膜层。由于 CT 不能直接显示膀胱壁的分层结构，仅能通过一些间接征象来判断分期，如膀胱壁是否增厚、局部有无僵硬感、外壁是否光滑等，导致 CT 判断低分期膀胱癌分期的符合率不高；同时，由于 ^{18}F – FDG 经过肾脏排泄，膀胱尿液内 ^{18}F – FDG 的放射性明显干扰膀胱癌的 T 分期及盆腔邻近病灶的检出。因此，为降低尿液放射性对 T 分期及盆腔邻近病灶诊断的影响，通常采用口服呋塞米 ^{18}F – FDG PET/CT 双时相显像方法。即便如此，^{18}F – FDG PET 显像也无法提高低分期膀胱癌的分期诊断符合率，主要原因为 PET 的空间分辨率尚不如 CT，即使在同机 CT 显示解剖结构的基础上，仍无法辨别低分期膀胱癌病灶的侵犯深度。但是 ^{18}F – FDG PET 作为功能代谢显像，具有高灵敏度及特异性的优势，对辨别膀胱癌病灶是否侵袭相邻脏器有其独特的价值。^{18}F – FDG PET/CT 的大视野显像模式在膀胱癌淋巴结转移灶的检出上具有一定优势。既往研究结果显示 PET/CT 显像诊断原位癌复发灶的检出率约 66.7%，膀胱癌淋巴结转移的灵敏度为 75.0%，但对于远处转移诊断的准确率为 100%。

由于浸润性膀胱癌的治疗方式以实行根治性膀胱切除术 + 盆腔淋巴结清除术为主，临床治疗策略的选择很重要，而体部显像模式能同时检出盆腔内外淋巴结转移灶，因此与 CT 或 MRI 盆腔局部显像相比，^{18}F – FDG PET/CT 显像更适用于术前评估膀胱癌淋巴结转移灶。

另外，膀胱癌易伴发其他泌尿系肿瘤，如伴发肾盂癌，因此对于有肾盂恶性肿瘤临床症状或常规显像肾盂有可疑病灶的膀胱癌患者，延迟显像时应将扫描范围扩大至肾脏。

膀胱癌在根治性膀胱切除术治疗前，是否进行新辅助全身化疗尚存争议。但非器官局限性膀胱癌，则有明确的全身化疗指征。既往研究结果表明^{18}F–FDG PET/CT双时相显像在T分期方面，尽管对pT_a、pT_1、pT_2、pT_3期膀胱癌的T分期价值不大，但对pT_4期膀胱癌的T分期可能有重要的应用价值；在膀胱癌的N分期、M分期及发现第二种原发癌方面也可能有重要的应用价值。

综上所述，^{18}F–FDG PET/CT在寻找膀胱癌远处转移灶方面具有明显优势，但受泌尿系统高本底的影响，其在原发灶、局部复发及局部淋巴结转移诊断方面存在一定的局限性。膀胱癌治疗前进行^{18}F–FDG PET/CT显像分期及或治疗后再分期，有助于临床治疗策略的合理选择。

病例点评

①膀胱癌患者一般预后较好，生存期较长，但易复发；因而对其术前全面评估及术后定期随访显得尤为重要，PET/CT在其远处转移灶评估方面有着显著的优势，对患者治疗方案的制定及调整而言意义重大。

②泌尿系的^{18}F–FDG高本底水平对我们评估泌尿系复发及邻近腹盆部组织转移带来干扰，合理应用利尿剂有助于我们更好地评估这些部位的病灶。

③由于膀胱癌患者容易合并其他肿瘤，因而在发现远处代谢增高灶时，应综合多方面资料，鉴别其为转移或新发原发灶，为后续治疗提供帮助。

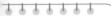

参考文献

1. 李娜，杨春明，李雪娜，等．^{18}F – FDG PET/CT 显像在膀胱癌诊断中的应用价值．中国医科大学学报，2014，(3)：280 – 283.

2. 李洪生，吴湖炳，王巧愚，等．^{18}F – FDG PET/CT 双时相显像在膀胱癌术前分期中的临床价值．南方医科大学学报，2014，34 (4)：500 – 503.

033 ^{18} F – FDG PET/CT 显像在前列腺癌诊断中的应用一例

病历摘要

患者男性，57 岁，以"右腹股沟区疼痛 20 天，体检发现 PSA 升高 20 天"为主诉入院。

患者 20 天前活动后出现右侧腹股沟区疼痛，无放散，可忍受，休息好可缓解，于外院检查发现 PSA 升高，无尿频尿急，偶有尿痛，外院 MR 平扫提示前列腺增生症，前列腺癌不除外，现为进一步诊治入院，患者近来无发热，无尿频尿急，无肉眼血尿，饮食睡眠可，大便正常，体重未见明显变化。

既往史：传染病史：否认肝炎结核病病史。疾病史：否认高血压、冠心病、糖尿病病史。手术外伤史：否认。过敏史：否认。

体格检查：T：36.2℃，P：67 次/min，R：13 次/min，BP：121/68mmHg，神志清楚，检查合作。颈软，颈静脉不怒张。双肺呼吸音清，心律齐，心脏各瓣音区未闻及病理性杂音。腹平坦，腹式呼吸存在，未见肠型及蠕动波，腹无压痛，未触及肿块，肝、脾不肿大。肛诊：肛门括约肌功能良，前列腺Ⅱ°大，中央沟变浅，质略硬，左侧叶可触及2枚质硬结节，指套退出无染血。

辅助检查：前列腺MR平扫：骨盆多发转移瘤，前列腺癌。骨ECT：右侧骶髂关节、右侧髋臼、耻骨异常。PSA：T－PSA 35.86ng/ml。

入院后行PET/CT检查：前列腺外形增大，右侧叶局部代谢增高，多考虑为恶性病变（图86）；骨盆骨多处、左侧股骨代谢增高灶，部分密度增高，多考虑为恶性病变转移（图87）；右侧股骨骨髓腔代谢增高灶，恶性病变转移不除外（图88）。

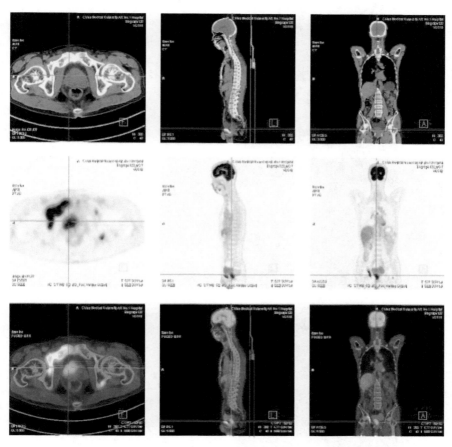

图86　前列腺外形增大，右侧叶局部代谢增高，多考虑为恶性病变

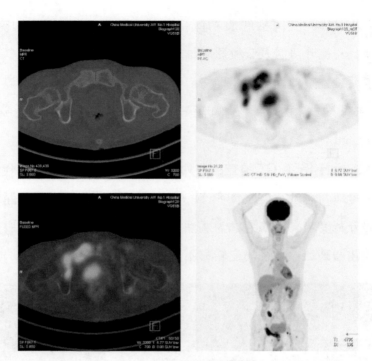

图 87　骨盆骨多处、左侧股骨代谢增高灶，部分密度增高，多考虑为恶性病变转移

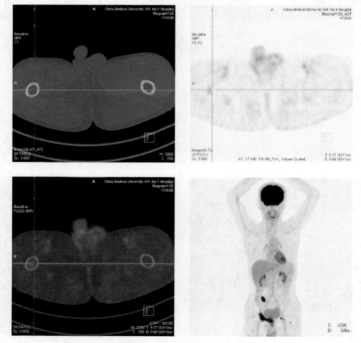

图 88　右侧股骨骨髓腔代谢增高灶，恶性病变转移不除外

病例分析

前列腺癌是老年男性常见恶性肿瘤，2018 年我国国家癌症中心最新统计结果显示，前列腺癌发病率已跃居男性肿瘤的第 6 位，成为影响我国男性健康的重要问题。目前，PSA 已广泛用于前列腺癌的筛查、诊断和随访中，超声、CT、MR 成像（多参数成像和光谱成像）及骨扫描等影像学成像方法也都存在自身的优势及局限性。本例患者因 PSA 升高行 MR 检查提示前列腺癌，PET/CT 检查则进一步确定了前列腺癌的存在，同时也弥补了 MR 检查范围的局限，发现了其他的远处转移，指导临床进行准确的临床分期，确定诊治方案。

在前列腺癌的治疗方面，虽然局限性病灶以根治为目的，但 35% 的患者（在高危人群中更高）在原发肿瘤治疗后仍可能会出现生化复发。对复发病变进行分层是临床做出正确决策并优化治疗方案的关键，包括对局部病灶的治疗及转移病灶的治疗。去势治疗的患者，预后较差，治疗目的以提高生存率及生活质量为主。分子成像可为临床提供非常重要的信息，PET/CT 是一种能够定量评估肿瘤生物学进展的影像手段，在前列腺癌的临床诊疗中具有重要作用，前列腺癌作为一种具有明显异质性的男性肿瘤，既有雄激素受体（androgen receptor，AR）、前列腺特异性膜抗原（prostrate specific membrane antigen，PSMA）等靶点分子表达的变化，又有葡萄糖、氨基酸、脂类及核苷酸等分子代谢的异常，针对前列腺癌生物学特征，人们进行了大量的研究，并开发出多种分子探针，目前，临床应用较成熟的有 $^{18}F-FDG$、$^{11}C-$ 胆碱/$^{18}F-$ 胆碱、$^{68}Ga-$ PSMA 及 $^{11}C-$ 蛋氨酸、$^{18}F-FACBC$ 等。

笔记

^{18}F – FDG 是目前使用最广泛的 PET/CT 显像剂，常用于肿瘤的良恶性诊断和肿瘤分期诊断。但有临床研究显示^{18}F – FDG PET/CT对早期前列腺癌病灶的诊断价值有限。原因为：1. 前列腺病灶小、生长缓慢，多数为低度恶性腺癌，且葡萄糖转运蛋白（Glut）表达低，瘤灶摄取^{18}F – FDG 相对于正常组织增高不显著；2. 肿瘤周围增生的前列腺组织对^{18}F – FDG 也有相当的摄取量，可能造成混淆；3. 由于显像剂随尿液排泄，膀胱放射性滞留也会影响邻近部位前列腺病灶的观察。

胆碱是细胞膜的重要成分，在细胞增殖过程中胆碱合成明显增加，正电子核素标记胆碱可用于探测肿瘤细胞的增殖状态。^{18}F – 胆碱、^{11}C – 胆碱是目前临床上应用于前列腺癌诊断较为成熟的显像药物，在前列腺癌的诊断、分期及预后评估中均有一定价值。目前，^{11}C – 胆碱已经被美国食品药品管理局（FDA）批准并用于诊断前列腺癌复发。注射^{11}C – 胆碱后如果扫描足够早，那么只有少量^{11}C – 胆碱经泌尿系统排泄，这是^{11}C – 胆碱显像的一个优势。^{18}F – 胆碱的优势在于其半衰期较长，显像程序方便，不需要有现场回旋加速器和放化设备。

前列腺癌细胞表面氨基酸转运体高表达，氨基酸可被前列腺癌细胞大量摄取。因此，利用正电子核素标记氨基酸可进行前列腺癌PET 显像。除^{11}C – 蛋氨酸以外，还有其他氨基酸类显像药物，如^{18}F – fluciclovine（或^{18}F – FACBC），它是^{18}F 标记的亮氨酸类似物，已广泛用于前列腺癌的临床诊疗研究，目前有研究显示^{18}F – FACBC在生化指标升高的病灶定位方面优于^{11}C – 胆碱，但其非特异性摄取是特异度受限的主要原因。

PSMA 是 II 型细胞膜表面糖蛋白（也称为叶酸水解酶 I 或谷氨羧肽酶 II），在前列腺癌及其转移灶中均高表达，极少释放入血。

笔记

PSMA 有细胞膜内化作用,参与细胞膜循环,被认为是前列腺癌最有价值的靶点。PSMA 类示踪剂包括[89]Zr – desferrioxamine B （DFO） – 7E11、[64]Cu – labeled aptamers、[11]C、[18]F、[68]Ga、[64]Cu 和[86]Y 标记的低分子量的 PSMA 抑制剂等，也可以由其他核素进行标记，例如，[177]Lu 或[90]Y 进行放射治疗。

PET 是目前最佳的分子影像学方法。其他影像手段除形态解剖学优势外，在反映脏器功能方面也不断取得进展，为临床诊治提供了帮助。因此，如何克服不同影像学方法的局限性，为临床提供病灶的多方面信息，指导肿瘤的个体化治疗，人们进行了多种尝试，研发具备多种成像性能的多模态显像剂成为分子影像学研究方向之一。多模态显像剂的构建主要通过在具备成像性能的材料上标记或偶联核素或发光分子制备而成。如 Thorek 等构建[89]Zr 标记的超顺磁性氧化铁（superparamagnetic iron oxide，SPIO）纳米粒子，进行 PET/MRI 双模态显像，使探测前列腺癌转移淋巴结的灵敏度（可达亚毫米级）与准确率得到显著提高，PET/MR 成像能够提供前列腺结构、代谢和功能成像的综合信息，在一定程度上影响患者诊疗方案的确定及预后。PET/MR 一步成像，非常便利，可以提高患者舒适度，减少患者焦虑的发生，并且减少检查时间。PET/MR 显像可以同时获得 MR 和 PET 参数，特别有助于选择合适的穿刺部位，减少假阴性的发生并降低重复穿刺的可能。更重要的是，PET/MR 显像有助于局部靶向治疗及疗效判断。Hu 等使用[64]Cu 标记 GdVO4：Eu 超薄纳米纸，进行前列腺癌 PET、MRI 及光学成像的多模态成像，在细胞水平显示出较好地多模态成像效果。Hu 等制备[18]F 标记量子点，能同时实现光学及 PET 成像的双模态成像，可用于前列腺癌的精确靶向探测。上述多模态成像有各自优点，弥补各种成像方法的不足，可能有助于肿瘤病灶的探测及评估。

 病例点评

　　应用不同示踪剂进行 PET 分子成像，可以评估前列腺癌潜在的生物学改变，包括葡萄糖代谢、脂肪酸代谢、氨基酸代谢、DNA 合成，以及不同受体、酶和其他肿瘤特异性及非特异性标记物的表达水平。随着 PET/MR 融合图像的出现，可以为选择穿刺部位、局部治疗及一步定位肿瘤部位提供更为详细和有用的信息。其他潜在的应用不仅包括疾病的评估还包括对不同新型治疗方法的生物学改变的深入观察。因此，PET 分子成像可以提供更为精细和个性化的医疗，并且适合应用于前列腺癌临床进展的各个阶段。

参考文献

1. Thokek D L, Ulmert D, Diop N F, et al. Non – invasive mapping of deep – tissue lymph nodes in live animals using a multimodal PET/MRI nanoparticle. Nature Communications, 2013, 5 (5)：3097.

2. He H, Dan L, Shuanglong L, et al. Integrin α2β1 targeted GdVO4：Eu ultrathin nanosheet for multimodal PET/MR imaging. Biomaterials, 2014, 35 (30)：8649 – 8658.

笔记

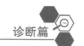

034. ^{18} F – FDG PET/CT 显像在宫颈癌诊断及分期中的应用一例

病历摘要

患者女性，53 岁，以体检发现"宫颈病变"2 个月为主诉入院。患者 2 个月前于当地医院体检发现：HPV：16（＋），外院阴道镜病理我院会诊提示：宫颈鳞状上皮乳头状重度异型增生，局部癌变（鳞癌），现要求手术治疗入我科。患者已绝经 8 年，否认绝经后阴道流血，否认合房后阴道流血，白带正常。患者病来无发热，无乏力，无胸闷气短，无头痛头迷，无腹痛，饮食睡眠可，大小便正常，体重较前无变化。

既往史：否认高血压、冠心病、糖尿病病史。

体格检查：T：36.5℃，P：74 次/分，R：12 次/分，BP：98/59mmHg。神志清楚，检查合作。颈软，颈静脉不怒张。双肺呼吸音清，心律齐，心脏各瓣音区未闻及病理性杂音。腹平坦，腹式呼吸存在，未见肠型及蠕动波，腹无压痛，未触及肿块，肝脾肋下未触及，移动性浊音（－），肠鸣音 4~6 次/分，未闻及血管杂音。专科查体：外阴发育正常，阴毛分布呈女性型，大小阴唇无赘生物，阴道畅，黏膜皱襞正常，宫颈光滑，萎缩，宫体鸡卵大，活动可，双附件区软，无压痛。三合诊：右侧宫旁略增厚，无压痛，左侧宫旁软，无压痛。

辅助检查：盆腔增强 MRI：子宫颈占位性病变，考虑为子宫颈

 笔记

癌可能性大。子宫左侧壁结节，性质待定，请结合临床。直肠后方结节，性质待定，请结合临床。HPV：16（＋）；外院病理我院会诊：宫颈鳞状上皮乳头状重度异型增生，局部癌变（鳞癌）。

入院后行 PET/CT 检查：子宫颈软组织影，代谢增高，恶性病变不除外（图89）。

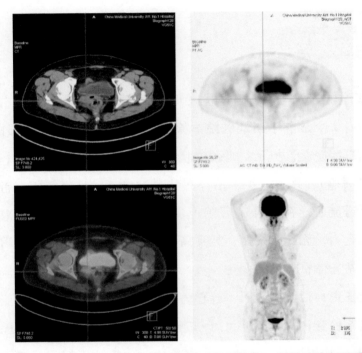

图 89　PET/CT：子宫颈软组织影，代谢增高，恶性病变不除外

后于我院手术治疗，术后病理：B（宫颈）慢性宫颈炎，局部HSIL（原位癌累及腺体），B7 点局部伴微小浸润（深度＜1mm），未见明确脉管侵犯 C（左主左骶韧带）、D（右主右骶韧带）未见癌细胞；A 内膜组织；E 子宫肌瘤；F 符合颈管息肉；G 阴道壁断端未见癌细胞；H、I 附件组织；L1（0/1）、L2（0/1）、L3（0/1）、L4（0/2）、L5（0/0）、R1（0/2）、R2（0/2）、R3（0/2）、R4（0/5）、R5（0/2）淋巴结未见癌细胞。

病例分析

　　宫颈癌作为育龄期女性最常见的恶性肿瘤之一，严重威胁女性的健康与生命，宫颈癌早期临床症状常不明显，而当出现症状时病情往往已到晚期。宫颈癌转移部位较为广泛，除盆腔淋巴结外，如颈部、纵隔等处的淋巴结转移并不少见，而淋巴结转移与宫颈癌的术前诊断、分期、治疗方案及预后密切相关。因此常规影像学检查并不适合全面寻找病灶，而 [18]F – FDG PET/CT 作为一种灵敏度、特异度很高的全身显像技术，在多种恶性肿瘤的诊断及分期中已证实有很好的应用价值。本例患者盆腔增强 MRI 提示子宫左侧壁及直肠后方结节，性质待定，而 PET/CT 检查并未发现淋巴结转移或其他远处转移，术后病理也充分证实了 PET/CT 的准确性。宫颈癌淋巴结转移的正确判断直接关系到治疗方案的制定，目前 CT、MRI 主要根据淋巴结短径是否 > 1.0cm 判定淋巴结的良、恶性，但 <1.0cm 的淋巴结也可能为转移，>1.0cm 淋巴结可能只是反应性增生，因此目前 CT、MRI 对淋巴结转移的判定标准仍存在一定的假阴性及假阳性。近年来随着增强扫描技术被逐步应用于临床，CT 和 MRI 在淋巴结的强化方式及强化程度上为淋巴结转移提供了更精准的信息，但由于转移淋巴结在一定程度上缺乏强化特性，因而仍存在一定的局限性。PET/CT 可从分子代谢的角度评价淋巴结转移情况，为淋巴结性质的判定提供相对于 CT、MRI 更准确的信息。有研究表明，PET/CT 对宫颈癌原发灶及淋巴结转移的诊断灵敏度明显高于 CT 平扫，尤其是对直径 0.5 ~ 1.0 cm 淋巴结的检出，可为宫颈癌的诊断提供较高的临床应用价值。

　　此外，[18]F – FDG PET/CT 显像在指导宫颈癌临床治疗和宫颈癌复发、转移的早期诊断中也有至关重要的作用，对宫颈癌患者术前行 PET/CT 检查有助于准确判断病灶的浸润深度及代谢情况，明确有无转移性微小淋巴结及远处转移灶，及时调整诊疗计划，从而改善宫颈癌患者的预后并降低死亡率。对于宫颈癌治疗后鳞状细胞癌抗原升高，临床高度怀疑转移或复发的患者，通过一次 ^{18}F – FDG PET/CT 显像检查，可同时获得全身的分子代谢和解剖结构信息，综合判断病情，更好的指导临床。

手术和放疗是目前宫颈癌治疗的两大主要手段，这两种方法对于准确评估病变的侵及范围要求都很高，MRI 具有较高的软组织分辨率及多方位、多参数、多序列成像等特点，可清晰地显示宫颈的解剖层次（低信号的子宫肌外层，明显低信号的子宫肌内层及明显高信号的黏膜层），较准确地判断肿瘤的大小及部位、对宫旁及盆壁的浸润程度、邻近器官受累程度，明显优于 CT 单纯横断面扫描。PET/CT 融合了功能影像与解剖影像，使 PET/CT 也可清晰显示原发灶的大小、位置及代谢情况，这一点在精确指导放疗靶区的勾画方面具有无可替代的优势。但是，PET/CT 对早期宫颈癌的诊断仍有一定局限性：宫颈癌早期病灶与正常宫颈组织在 CT 的对比度较差，其病灶与正常宫颈的鉴别存在一定困难，故 CT 对早期宫颈癌原发灶的诊断具有一定的局限性；由于受部分容积效应的影响，对直径 <0.5cm 淋巴结的检出灵敏度较低，对无明显 ^{18}F – FDG 摄取的微小淋巴结转移灶存在一定的假阴性；^{18}F – FDG 并不具备肿瘤特异性，在炎性病变、生理性代谢活跃等情况下也会出现一定量的显像剂浓聚，对微小淋巴结转移等情况的判定会造成假阳性结果。因而，对于早期宫颈癌进行分期诊断不能仅依靠 PET/CT 的诊断结果，需密切结合临床及其他相关检查。

PET/MR 作为解剖成像与功能成像的结合，既具备 MRI 较高的

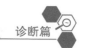

软组织分辨率及多方位、多参数、多序列成像等特点，又具备 PET 的分子影像特点，实现两种影像信息的同步采集，充分发挥了 PET 和 MRI 各自的优势。研究表明 PET/MR 在多方面优于 PET/CT：PET/MR 充分发挥了 MRI 的较高软组织分辨率等成像优势，可较清晰地显示病灶及邻近组织的解剖结构；MRI 可弥补 CT 无法实现的功能成像，通过 MR 功能成像和波谱技术为疾病的早期诊断提供相关功能信息。基于以上优势，PET/MR 在肿瘤疾病的早期诊断方面有重要的作用。虽然 PET/MR 在肿瘤疾病的诊断及治疗中已逐渐显示出其特有的优势，但目前仍存在很多问题亟待解决。比如：PET/MR 造价费用及检查费用比较昂贵；PET/MR 的检查时间、图像采集及后处理时间较长；PET/MR 融合图像的解读与诊断对影像医师提出了更高的专业要求。

病例点评

PET/CT 从分子代谢的角度评价宫颈肿瘤的功能代谢状态及淋巴结转移情况，可进一步增加早期宫颈病灶的检出率和淋巴结短径介于 0.5～1.0 cm 的转移淋巴结的阳性诊断率，但 PET/CT 对宫颈癌早期分期无 MRI 准确。PET/MR 融合 PET 和 MRI 的优势，可从形态及多模态功能信息对宫颈病灶及淋巴结进行综合评价，进一步提高了对宫颈癌原发灶的检出率、分期准确性及转移淋巴结的准确定性。

笔记

035　^{18}F-FDG PET/CT 在卵巢癌复发监测中的应用一例

病历摘要

患者女性，54 岁，以"卵巢恶性肿瘤术后 1 年，CA125 持续升高"为主诉就诊，患者 1 年前因左侧卵巢占位，行全子宫、双附件、大网膜、阑尾切除术 + 盆腔淋巴清扫术，病理：左侧浆液性囊腺癌Ⅲ期，术后化疗 12 次，术后复查 CA125 持续升高。

辅助检查：上腹增强 CT：肝多发小囊肿。左肾上腺结节（直径 1cm）。盆腔增强 MR：卵巢术后改变，两侧腰大肌前缘囊状信号。

肿瘤系列：

2018 年 1 月 2 日 CA125：89U/ml（正常值范围 0～35U/ml）

2018 年 1 月 29 日 CA125：54U/ml（正常值范围 0～35U/ml）

2018 年 3 月 26 日 CA125：125U/ml（正常值范围 0～35U/ml）

2018 年 7 月 9 日 CA125：85U/ml（正常值范围 0～35U/ml）

2018 年 8 月 20 日 CA125：104U/ml（正常值范围 0～35U/ml）

2018 年 9 月 11 日 CA125：125U/ml（正常值范围 0～35U/ml）

于我科行 PET/CT 检查，见肝右后叶下段低密度结节影，代谢增高，考虑恶性病变转移可能性大（图 90）；左侧盆腔入口水平肠管旁密度增高影，代谢增高，考虑恶性病变转移不除外（图 91）。

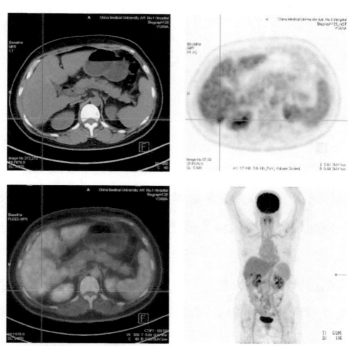

图 90　肝右后叶下段低密度结节影，代谢增高，考虑恶性病变转移可能性大

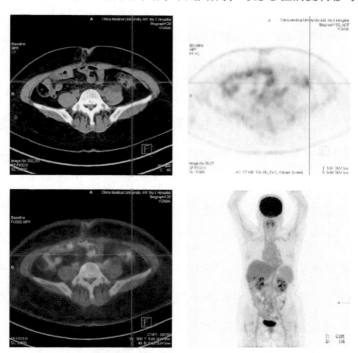

图 91　左侧盆腔入口水平肠管旁密度增高影，代谢增高，
考虑恶性病变转移不除外

病例分析

　　卵巢癌的术后随访十分重要，即使对治疗反应较好地病例，术后复发率仍极高，目前卵巢癌术后常规的监测复发的方法包括肿瘤标志物 CA125 检测及常规影像学检查（B 超、CT、MRI）。血清 CA125 是诊断上皮性卵巢癌最敏感的标志物，对于术前该指标阳性者，术后定期检测其变化对了解是否存在肿瘤复发转移很有价值。卵巢癌术后复发的常规影像学检查包括 B 超、CT 及 MRI，其中 B 超因其无创而价廉而作为首选，但灵敏度较低。CT 因扫描速度快，解剖结构显示清晰，能较全面地评价腹盆腔腹膜、术区及脏器情况，被广泛用于探测卵巢癌复发，其对腹盆腔肿大淋巴结、腹部包块及肝脾转移灵敏度高，但对小的淋巴结及腹膜转移灶灵敏度有限。MRI 常用于 CT 检查阴性但可疑复发病灶的诊断，因其良好的软组织分辨率，对软组织肿块及二次探查术中肉眼可见的小肿块的诊断能力优于 CT，但小转移灶受周围的肠管、脏器被膜，以及毗邻结构的信号强度影响而灵敏度降低；近年来 MRI 新技术扩散加权成像（diffusion – weighted imaging，DWI）被研究用于诊断卵巢癌复发转移，DWI 与 MRI 增强联合检查能提高病灶的检出率。上述常规影像学方法对小的淋巴结转移及小的腹膜转移灶均存在假阴性，且由于扫描范围的局限，难以一次显像评价全身转移情况。本例患者在卵巢癌术后的随访中，CA125 持续升高，临床高度怀疑卵巢癌复发或转移，常规 CT、MR 并未发现复发或转移灶，而 PET/CT 则发现了肝脏及盆腔入口处的病变。

　　卵巢癌是妇科较常见的恶性肿瘤,由于卵巢位于盆腔深部,发生病变时早期多无症状,出现症状时患者已属于晚期,预后较差,故早期

笔记

诊断、及时治疗显得尤为重要。目前,卵巢癌的诊断主要是通过病史、体征及形态学和肿瘤生化指标改变综合诊断。肿瘤标志物特别是CA125,是最常用于卵巢癌诊断的肿瘤标志物,然而研究表明,CA125的升高与卵巢癌的分期有关,在Ⅱ、Ⅲ、Ⅳ期的卵巢癌诊断符合率为90%,I期仅有50%诊断符合率;腹部超声和阴道超声能探测肿瘤的早期形态学的变化,因其无创而价廉而作为首选,但灵敏度较低,正常卵巢形态指标难以标准化;CT、MRI对卵巢肿瘤诊断的结果也并不可靠。^{18}F–FDG PET/CT利用肿瘤葡萄糖代谢增高,较传统形态学诊断显示较高的敏感性、特异性和准确率,具有较高的阴性预测值,可有效、早期发现卵巢病变,且优于传统诊断方法。

随着月经周期变化,卵巢可有不同程度的^{18}F–FDG摄取。有研究表明月经妇女在下次月经周期前8~18天卵巢可呈局限性^{18}F–FDG摄取,可呈球形或盘状,此时正好处于卵泡生成后期及黄体前期,可能与卵泡生成及黄体生成的能量需求有关,也有学者认为排卵过程包含炎性反应,而无月经妇女则无此规律性改变,因此在PET/CT检查前了解患者的月经周期非常必要,PET/CT检查的时间最好于月经后进行,月经后若卵巢^{18}F–FDG摄取增高应提示为恶性病变的可能。

临床分期是卵巢癌的重要预后因素,Ⅲ、Ⅳ期卵巢癌患者大约70%可有远处转移,早期精确地探测并分期对于治疗方法的选择及提高患者生存率有重要意义。目前对卵巢癌分期的方法有超声、CT、MRI、剖腹探查术等,其中二次剖腹探查术视为分期的金标准。^{18}F–FDG PET/CT可从代谢角度反映病灶特性,使卵巢癌临床分期的准确性大大增加,避免了一些不必要的侵入性检查。

近年来的抗体工程、基因工程研究促进了卵巢癌新的特异性PET分子显像剂的研制,卵巢癌细胞表面一些蛋白,如肿瘤相关抗原糖蛋白–72(tumor–associated glycoprotein–72,TAG–72),

笔记

CA125 的异常表达可作为特异性显像剂设计的靶点，目前研究的放射性核素标记的单克隆抗体包括：抗 TAG – 72 单克隆抗体 B72.3、抗 CA125 单克隆抗体 145 – 9、抗黏蛋白单克隆抗体 2G3、抗卵巢腺癌 HEY 细胞株单克隆抗体 10B、抗 HER2 单克隆抗体等，其中部分表现出良好的药物代谢动力学特性。另外，双特异性抗体的研制也为卵巢癌 PET 显像剂研究提供了新的方向。

病例点评

与常规的显像方法相比，PET/CT 在卵巢癌的诊断、指导治疗、疗效监测与预后方面均显示出明显的优势，PET/CT 显像融合代谢显像和精确解剖结构显像，达到"1 + 1 > 2"的目的，且可多次重复检查，一次性了解全身情况，与其他诊断方法（如阴道超声、MRI 及 CA125）结合可提高诊断准确性；随着卵巢癌的特异 PET 显像剂的不断开发及研制，PET/CT 检查必将在卵巢癌的诊断和指导治疗方面发挥重要的作用。

036 ^{18}F–FDG PET/CT 显像在淋巴瘤分期及评价疗效中的应用一例

病历摘要

患者女性，31 岁，以"发现左颈部肿物 1 月余"为主诉入院，患者 1 个月前无意中发现左颈部皮肤隆起，可触及一枚蛋黄大小包块，包块质软，无痛痒等任何不适，肿物皮温皮色正常。为行手术切除入我院。患病至今，肿物无时大时小，无破溃及流液，患者近来无发热，饮食睡眠可，二便正常，体重无明显变化。

既往史：否认高血压、心脏病及糖尿病史。否认肝炎、结核等传染病史。

查体：T：36.6℃，P：78 次/分，R：18 次/分，BP：114/74mmHg，神清语明，查体合作，面色红润，结膜无充血，巩膜无黄染。颈软，无颈静脉怒张。心音纯，律齐，各瓣膜听诊区未闻及病理性杂音。双肺呼吸音清，未闻及干、湿啰音。腹软，全腹无压痛，肝、脾肋下未触及，无移动性浊音，四肢活动自如。专科查体：左颈部处可见3cm×3cm大小皮肤隆起。表面皮肤色正常，无红肿及破溃。于皮下可触及质韧肿物，表面光滑，与周围组织无粘连，无压痛。

辅助检查：无。

患者入院后行左颈部淋巴结活检，病理结果如下：

免疫组化：L：Bcl-2（+）；Bcl-6（局灶弱+）；CD10（灶状+）；CD15（散在+）；CD1a（灶状+）；CD20（散在+）；CD21（局部滤泡+）；CD3（+）；CD30（散在+）；EBV（-）；Granzyme B（散在+）；Ki-67（20%+）；MUM1（散在+）；S-100（散在+）；TIA-1（散在+）；CD68（散在+）。

诊断意见：LLA（左颈部淋巴结）：经典型霍奇金淋巴瘤（考虑结节硬化型）。

后于我院行 PET/CT 检查，见左侧颈部、左侧锁骨上及锁骨下、前纵隔多发淋巴结影，部分肿大，代谢增高（最大 SUV 为8.7），考虑为恶性病变（图92~图95）。

于我院化疗4个周期（具体为吡柔比星 40mg，盐酸博来霉素

199

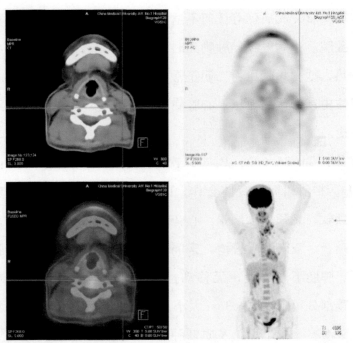

图 92　左侧颈部淋巴结影，部分肿大，代谢增高，考虑为恶性病变

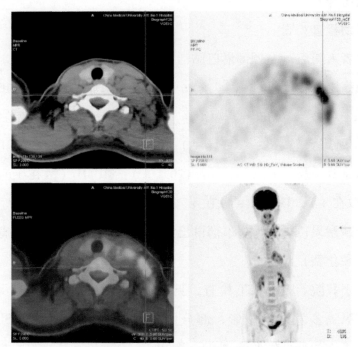

图 93　左侧锁骨上及锁骨下多发淋巴结影，部分肿大，
代谢增高，考虑为恶性病变

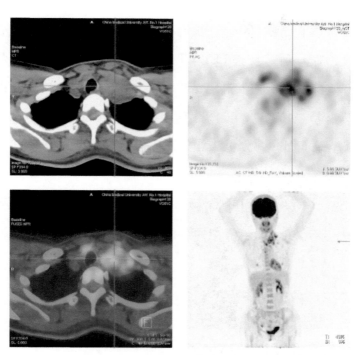

图94　左侧锁骨上及锁骨下多发淋巴结影，部分肿大，
代谢增高，考虑为恶性病变

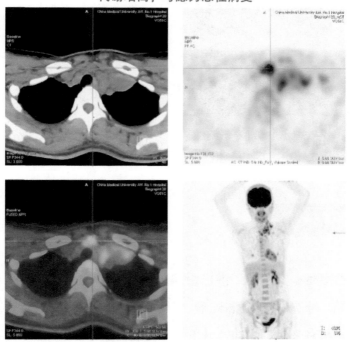

图95　前纵隔多发淋巴结影，部分肿大，代谢增高，考虑为恶性病变

201

1.5 万 IU，达卡巴嗪 600mg，长春地辛 4mg，辅以保胃、保心、保肝、止吐治疗）后，复查 PET/CT：左侧颈部、左侧锁骨上及锁骨下、前纵隔胸骨上窝多发淋巴结影，部分肿大，代谢略低于纵隔水平（最大 SUV 为 2.3），较治疗前显像病变数目减少，大小缩小，代谢降低，Deauville 5 分量法评分为 2 分（图 96 ~ 图 99）。

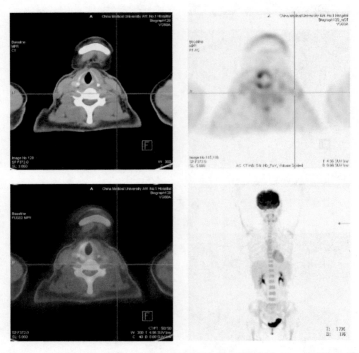

图 96　左侧颈部发淋巴结影，代谢略低于纵隔水平，较治疗前
显像病变代谢降低，Deauville 5 分量法评分为 2 分

病例分析

　　淋巴瘤是一类起源于淋巴组织的实体肿瘤的总称，根据组织形态学特征，分为霍奇金淋巴瘤（HL）和非霍奇金淋巴瘤（NHL）两大类。相对来讲，霍奇金淋巴瘤的治疗效果较稳定，预后较好，可以被认为是临床可治愈的肿瘤类型之一。非霍奇金淋巴瘤生物学

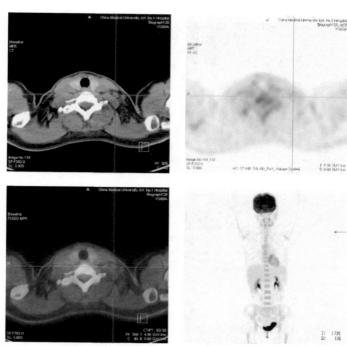

图 97　左侧锁骨上淋巴结影，代谢略低于纵隔水平，较治疗前
显像病变代谢降低，Deauville 5 分量法评分为 2 分

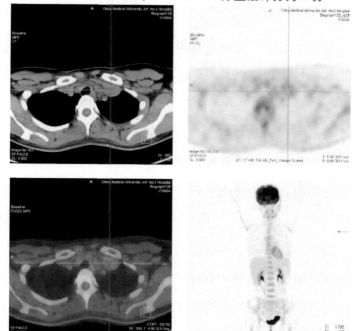

图 98　前纵隔淋巴结影，部分肿大，代谢略低于纵隔水平，较治疗前
显像病变代谢降低，Deauville 5 分量法评分为 2 分

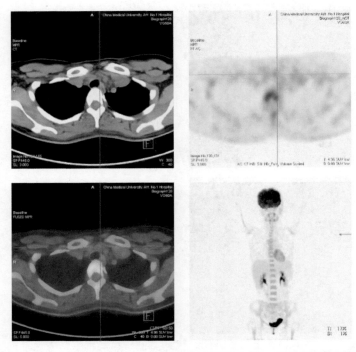

图 99　胸骨上窝淋巴结影，代谢略低于纵隔水平，较治疗前显像病变
代谢降低，Deauville 5 分量法评分为 2 分

行为变化大、易复发，并可据此将其分为高、中、低三种恶性度。临床上根据病变累及范围常规将其分为 4 期，并根据临床症状（发热、皮肤瘙痒、血沉快、消瘦等）的有无分为 A、B 两型。另外，根据瘤体生长的部位和组织，常将淋巴结内生长者称为结内淋巴瘤，而侵及其他器官组织者称为结外淋巴瘤。淋巴瘤的细胞起源可以是 B 淋巴细胞、T 淋巴细胞和非 B 非 T（如 NK）细胞。淋巴瘤的病因较复杂，已知病毒（特别是 EBV、HTLV、HHV6）或其他病原体（如 Hp）感染与淋巴瘤有关；但感染并非是惟一的因素。物理和化学损伤（如辐射、化学致癌物质等），免疫缺陷，免疫抑制剂，自身免疫性疾病等，均是淋巴瘤可能的致病因素。与其他所有恶性肿瘤一样，淋巴瘤的发生、发展和行为表型，有癌基因和抑癌基因的参与。此外，先天性疾病等遗传因素也对淋巴瘤的发病有

笔记

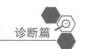

一定的影响。由于治疗方法和手段的进步，相当多的淋巴瘤已经可以临床治愈，或达到相当长时间的完全缓解。但由于淋巴瘤早期很少有典型或特异的临床症状，所以早期诊断淋巴瘤仍然是临床面临的重大挑战。淋巴瘤常见的首发症状是发热，其次是无痛性淋巴结肿大、皮肤瘙痒、消瘦和贫血；肿大淋巴结可能引起局部压迫症状；结外器官受累可以表现出相应的临床症状和体征。实验室检查可发现血沉快、血乳酸脱氢酶（LDH）水平上升、铜/锌比增高和 β_2 微球蛋白增加等。NHL 累及脑或骨髓时有相应的脑脊液、血相改变。

淋巴瘤的影像学诊断，包括超声、CT 等，主要观测淋巴结大小、累及部位、结外病变等。淋巴瘤的诊断，特别是分型诊断，主要还是依靠活检和病理学、免疫组化的证据。淋巴瘤 PET/CT 显像的原理与其他肿瘤一样。最常用的显像剂是 [18]F – FDG。有报道利用 [11]C – 蛋氨酸（MET）或其他标记氨基酸、单抗甚至反义核酸进行淋巴瘤 PET 显像，弥补 [18]F – FDG 阳性率、特异性方面的不足，但技术相对复杂、使用受限，各自的临床价值尚有待证实。[18]F – FDG 的重要特点，即摄取程度与恶性程度、预后相关，目前尚无其他放射性示踪剂可以取代。

淋巴瘤是一种全身性系统肿瘤。无论其临床症状体征如何，一般应采用全身扫描方式进行 PET/CT 显像。扫描范围至少应包括从颅底到盆底的躯干部分。为避免 [18]F – FDG 泌尿系统排泄致上尿路与膀胱内积存放射性的干扰，应从盆底开始向头方向上行扫描，有学者提议检查前应充分水化，并注射利尿剂加速尿排泄，或使用导尿充分排空膀胱，有利于提高肾区、输尿管及膀胱区的病灶显示和诊断确定性。PET/CT 的 CT 部分，不仅可以用于对 PET 所示病灶进行定位、衰减校正和周围解剖结构的显示，还可以发现 PET 没有显示的病灶和病变相关信息，提高诊断的准确度。由于肿瘤的异质性，不同的淋巴瘤病灶或转移灶对¹⁸F - FDG 摄取可能不同。CT 还有助于排除生理性¹⁸F - FDG 摄取，提高 PET/CT 检查结果判断的可信度和准确性。

PET/CT 在淋巴瘤临床方面的应用主要集中于肿瘤分期、治疗后再分期、疗效评价及预后评估等方面。

淋巴瘤分期：无论是 HL，还是 NHL，病灶摄取¹⁸F - FDG 的程度与其组织学分级（恶性程度）、增殖活性密切相关。因此，¹⁸F - FDG PET/CT 在明确淋巴瘤原发灶累及范围方面的灵敏度很高。NHL 的 PET/CT 诊断效果随组织学分级不同稍有差别，中、高度恶性 NHL 的 PET/CT 诊断效率与 HL 相似，低度恶性者的阳性率稍低。PET/CT 对结外病变的诊断效果也比常规技术准确。与单用 CT 相比，诊断结外病灶的阳性率和特异性均有大幅度提高。

淋巴瘤再分期：淋巴瘤的主要治疗方法是放疗、化疗，特别是多种药物联合化疗后，相当多的病例有望达到临床完全或部分缓解。治疗后定期随诊、及时发现残存肿瘤组织或复发、新发病灶，对决定进一步治疗方案和患者预后是至关重要的。由于治疗后组织的反应性差异、病灶内瘤细胞比例的差异、治疗方式和剂量的不同，CT 发现治疗后相当多的病灶局部仍遗留有软组织影。此时¹⁸F - FDG PET/CT 可提高临床检测残存瘤灶的特异性。众多临床资料证实，无论 CT 结果如何，病灶局部¹⁸F - FDG 摄取情况与近期复发可能、临床缓解时间和患者的预后直接相关。值得注意的是，尽管¹⁸F - FDG PET/CT 在淋巴瘤再分期诊断方面准确率较高，临床随诊发现有少数 PET/CT 阴性的病例复发，提示对于微小病灶，特别是显微镜下水平的病灶，目前仍然是 PET/CT 诊断的"盲区"。

疗效评价及预后评估：国际协作项目标准（IHPC）及 Deauville 标准是基于视觉分析 PET/CT 图像的疗效评价标准，广泛应用于临床试验，以及临床实践中。前者属于半定量评估法，后者属于目测评估法。目前大部分研究认为 Deauville 标准在一定程度上优于 IHPC。2014 年恶性淋巴瘤影像工作小组国际会议共识也推荐 Deauville 标准作为淋巴瘤疗效评估的标准方法。Deauville 标准以肝脏及纵隔血池为参考，仅根据残留病灶的示踪剂摄取水平将评价结果分为 5 个等级：1 分代表残留病灶无摄取；2 分代表残留病灶摄取≤纵隔血池摄取；3 分代表纵隔血池摄取≤残留病灶摄取＜肝脏摄取；4 分代表残留病灶摄取轻度＞肝脏摄取；5 分代表残留病灶摄取明显＞肝脏摄取（2～3 倍以上）或出现新增病灶，不同的评分表示病变对治疗反应的程度不同，从而避免了由于肿瘤大小测量或者选择不同参考本底所引起的误差，它既适用于中期疗效评价也适用于治疗结束后的疗效评估。

本例患者就是在化疗结束后应用 PET/CT 进行疗效评价，前后两次的 PET/CT 结果表明该患者的化疗效果较好，病灶活性受到明显抑制，Deauville 标准评分为 2 分。

🏥 病例点评

恶性淋巴瘤是一大类疾病，具有不同的组织学特征、行为模式、影像学表现和治疗方案。PET/CT 全身显像在淋巴瘤的诊断、分期、疗效评价、提供淋巴瘤预后信息方面显示了其独特的优势，但在一些肿瘤和良性疾病中仍存在一定的假阳性和假阴性，规范 PET/CT 的解读、多种核素示踪剂的使用等能提高病灶检出的阳性率和准确性。随着这项新技术的不断完善和发展，以及临床上广泛深入的应用研究，相信 PET/CT 在包括淋巴瘤在内的肿瘤的临床应用中前途更加光明。

037 ^{18}F–FDG PET/CT 显像在寻找肿瘤原发灶中的应用一例

病历摘要

患者女性，57 岁，以左腋窝淋巴结转移癌确诊 3 天为主诉入院。

现病史：患者 1 个月前无意中发现左腋窝肿物一枚，小拇指甲大小，局部皮肤无红肿及破溃，未治疗；外院超声提示：双乳腺增生，左腋下多发低回声包块，考虑异常淋巴结，建议进一步检查，遂行左腋窝淋巴结穿刺活检术，术后病理为：淋巴结转移癌，考虑为腺癌转移。为求进一步诊治来我院，门诊以"左腋窝淋巴结转移癌"为诊断收入院；患者病来无发热，饮食睡眠可，二便正常，体重无明显改变。

既往史：甲状腺切除术。否认冠心病、糖尿病等慢性病史，否认肝炎、结核等传染性疾病史，青霉素过敏。

查体：T：36.5℃，P：75 次/分，R：15 次/分，BP：125/80mmHg。神清语明，呼吸平稳，双肺呼吸音清，未闻及干湿性啰音，心音纯，律整，心率 75 次/分，未闻及病理性杂音，腹平软，无压痛及反跳痛，肝脾肋下未触及，双下肢无水肿。双乳对称，双乳头平齐，皮肤酒窝征阴性。左乳外下象限可触及大小约 0.8cm×0.5cm 肿物，质韧硬，形状不规则，左腋窝触及一肿物，大小 2cm×2cm，类圆形，质硬，界不清，活动性差，乳房皮肤无红肿及皮温改变。对侧乳房及腋下和双侧锁骨上下未触及肿大淋巴结。

辅助检查：超声：双乳腺增生，左腋下多发低回声包块，考虑异常淋巴结。

入院后行 PET/CT 检查，见左侧乳腺外下象限软组织结节影，代谢增高，恶性病变不除外（图 100）；左侧腋窝肿大淋巴结，代谢增高，考虑为恶性病变转移（图 101）。

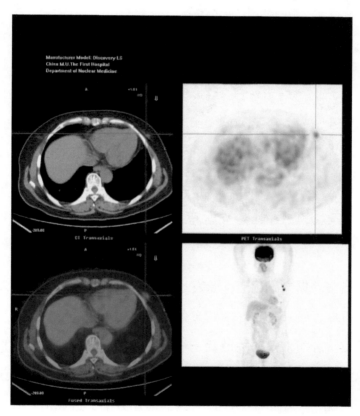

图 100　左侧乳腺外下象限软组织结节影，代谢增高，恶性病变不除外

病例分析

近年来，随着恶性肿瘤发病率的逐年升高，原发灶不明转移癌

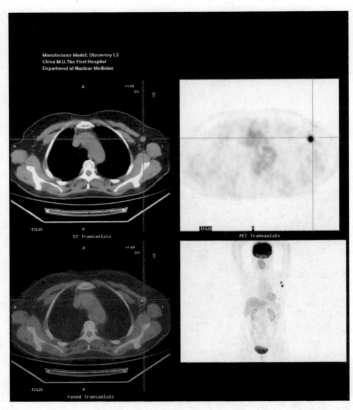

图 101   左侧腋窝肿大淋巴结，代谢增高，考虑为恶性病变转移

也随之增多。据文献报道，原发灶不明转移癌约占恶性肿瘤总数的
0.5% ~9% ，而只有20% ~27% 的病例在死亡前能够明确原发灶的
具体部位。肿瘤治疗的关键就是早期诊断和准确分期，主要措施是
去除原发病灶及阻断和控制转移病灶，原发灶不明转移癌由于原发
病灶不明确，往往不能采取针对性的治疗方案，造成治疗效果不佳
和患者预后不良，给临床医生带来了诊断和治疗方面的很大难题。
对于原发灶不明转移癌，传统影像学方法只能检测到20% ~35% 的
原发灶，即使尸检也只能找到30% ~82% 的原发灶。^{18}F – FDG PET/
CT 全身显像在肿瘤的诊断和鉴别诊断、肿瘤残留与复发及疗效评
价方面已经受到了临床医生的广泛认可，^{18}F – FDG 是葡萄糖类似

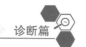

物，其显像机理是根据大多数肿瘤细胞葡萄糖酵解能力明显高于正常组织细胞，导致肿瘤病灶内大量积聚^{18}F - FDG。由于 PET 显像是一种"阳性"全身显像方法，即病灶表现为异常放射性浓聚，所以在图像上可以了"一目了然"地了解全身各脏器、组织的葡萄糖代谢情况，加上同机 CT 图像所提供的精确解剖结构信息，使得观察较为方便，不易出现漏诊；而超声、CT、MR 等常规影像手段往往为局部显像，主要根据病变的解剖形态学特征做出诊断，由于一些肿瘤病灶组织形态特点不典型或与正常邻近组织反差不明显、病灶小和位置隐蔽，以及读片者的经验水平等诸多方面问题，使得对肿瘤原发病灶的检出率较低。

本例患者虽然腋窝淋巴结活检已经确诊淋巴结转移癌，但原发灶并未明确，乳腺超声也未发现确切病变，而 PET/CT 则一目了然地发现了右侧乳腺的原发病灶，同时也清晰显示出右侧腋窝转移淋巴结的位置、数量、大小等关键信息，从而指导临床采取合适的诊疗方案。

虽然^{18}F - FDG PET/CT 显像在寻找不明原因转移癌的原发病灶方面有其特有的优势，但是仍有大约 1/3 的患者^{18}F - FDG PET/CT 显像未能查到原发灶，其原因可能与下列因素有关：1. 原发肿瘤体积太小，PET/CT 的敏感性和分辨率有限，难以发现微小的肿瘤病灶。2. 原发肿瘤因肿瘤血管生成不良，而导致原发肿瘤细胞凋亡，肿瘤最后消失。对于一个消失了的肿瘤，没有影像学手段能够检出。3. 原发肿瘤所处周围组织高摄取或排泄^{18}F - FDG，常被生理性摄取掩盖而难以发现，如脑部或泌尿系统肿瘤。4. 一些特殊病理类型的原发肿瘤对^{18}F - FDG 的摄取低或不摄取，从而导致检出及诊断困难，如分化良好的肝细胞癌、前列腺癌、肾透明细胞癌、胃肠道黏液癌或印戒细胞癌等。5. 有的原发肿瘤与转移肿瘤关系密切，转移灶和原发灶难以分辨。6. 原发肿瘤灶未能形成，因此无法发现原

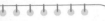

发灶。7. 原发肿瘤灶可能在多种免疫活性细胞介导的免疫作用下处于相对静止或缓慢生长状态，而转移灶却在适宜的环境中迅速生长。

病例点评

本例患者在发现"淋巴结转移癌"后，常规检查（超声）并未发现原发灶，而通过^{18}F – FDG PET/CT 检查准确定位原发病灶，充分体现了^{18}F – FDG PET/CT 全身显像对于不明原因转移瘤患者寻找原发灶具有的重要价值，一次扫描能够了解全身各脏器病灶分布情况，通过对肿瘤原发灶的定位与准确分期，协助临床治疗计划的制定与优化，对于改善患者预后，提高生存率产生积极作用。

038 ^{18} F – FDG PET/CT 显像在肿瘤标志物增高原因待查中的应用一例

病历摘要

患者男性，50 岁，主诉：间断腹痛 2 个月。

病史：患者 2 年前胃镜提示反流性食管炎、浅表性胃炎伴隆起糜烂、胃体息肉、十二指肠球炎，息肉摘除，自述病理良性。肠镜：结肠多发憩室，结肠炎。2014 年 2 月肠镜下结肠脾曲及直乙交界息肉切除，自述良性。2 个月前无明显诱因出现腹痛，为隐痛，间断发作，伴腹胀，大便不成形，自服舒丽启能后缓解，无发热，无恶心、呕吐，2016 年 1 月 15 日于某医院体检，查肿瘤标志物提示 CA724、AFP、CEA、CA199 及 NSE 均升高。为求进一步诊治入我院消化内科，病来无胸闷、胸痛，无头晕、头迷，食欲可，睡眠治疗差，小便正常，大便如上述，体重未见明显变化。

糖尿病 6 年，未控制，否认高血压，冠心病。肿瘤家族史：无。无吸烟史；无饮酒史。

入院后完善相关检验检查，检验示：血清肿瘤标志物：CEA 26.70ng/ml，AFP 24.32ng/ml，CA199 66.40U/ml。血脂分析：TG 1.79mmol/L。乙肝六项（化学发光法）：HBsAb 31.31mIU/ml。戊肝抗体筛查（IgG + IgM）：HEV – IgG 阳性（＋）。糖类抗原测定：CA724 > 300.00U/ml。肝功（消化）：GGT 180U/L。肾功能：Urea 2.32mmol/L，Cr 46μmol/L。葡萄糖测定（空腹）：GLU 6.64mmol/L。凝血、直胆、离子、淀粉酶、脂肪酶等未见明显异常。纤维胃十二指肠镜检查提示：十二指肠球炎，浅表性胃炎伴隆起糜烂，胃窦溃疡。病理提示：胃窦溃疡，少量腺体中、重度异性增生。纤维结肠镜检查提示：大肠多发憩室。

临床为进一步明确肿瘤标志物升高原因于 2016 年 1 月 19 日行 ^{18}F – FDG PET/CT 显像，图像所见：PET 示胃幽门区 FDG 摄取增高影，最大 SUV 为 3.7，CT 示相应部位胃壁影像（图 102）。PET 示腹腔内胃幽门旁、腹膜后 FDG 摄取增高影，最大 SUV 为 8.9，CT 示相应部位淋巴结影，部分肿大（图 103）。PET 示肝脏多发结节状、团块状 FDG 摄取不均匀增高影，最大 SUV 为 11.6，延迟显像后最大 SUV 为 18.6，CT 示相应部位密度减低影，大者最大径约 66mm×59mm，密度不均（图 104）。PET 示第 4 胸椎左侧横突、第 2 腰椎棘突 FDG 摄取增高影，最大 SUV 为 2.9，CT 示相应部位未见异常（图 105、图 106）。

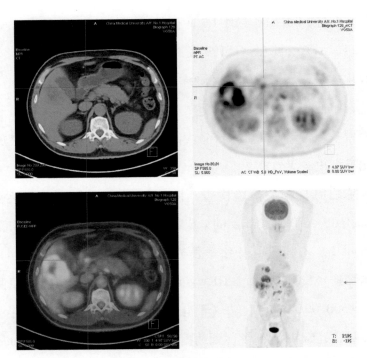

图 102　^{18}F－FDG PET/CT 显像示胃幽门区代谢增高影

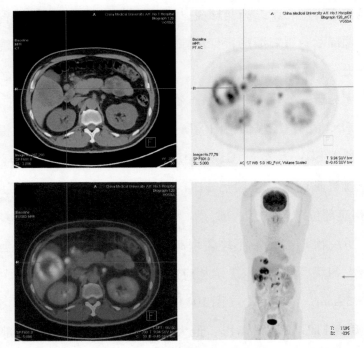

图 103　^{18}F－FDG PET/CT 显像示腹腔内胃幽门旁淋巴结影，代谢增高

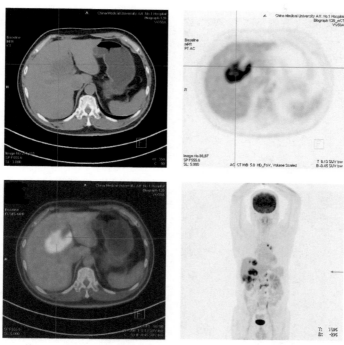

图 104　^{18}F－FDG PET/CT 显像示肝脏多发密度减低影，大者最大径约 66mm×59mm，密度不均，代谢不均匀增高

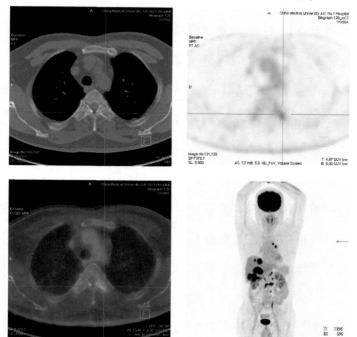

图 105　^{18}F－FDG PET/CT 显像示第 4 胸椎左侧横突代谢增高

笔记

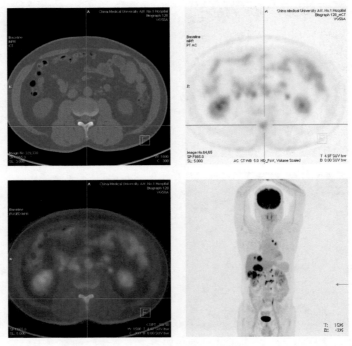

图 106　^{18}F – FDG PET/CT 显像示第 2 腰椎棘突代谢增高

诊断意见：1. 肝脏多发密度减低影，代谢不均匀增高，考虑为恶性病变；2. 腹腔内胃幽门旁及腹膜后淋巴结影，部分肿大，代谢增高，考虑为恶性病变转移；纵隔内肿大淋巴结影，代谢增高，恶性病变转移不除外；3. 第 4 胸椎左侧横突、第 2 腰椎棘突代谢增高影，建议密切复查；4. 胃幽门区代谢增高影，多考虑炎性或生理性改变，请结合临床专科检查。

后行肝脏 MR 平扫 + 增强（3.0T）提示：肝右叶占位性病变，恶性不除外。肝右叶多发小囊肿。胃 CT 平扫 + 增强（64 排）诊断意见：胃窦部幽门前区壁增厚，恶性病变不除外，请结合镜检。肝内多发占位，转移可能性大。幽门周围、腹膜后及肝门部多发肿大淋巴结可能大，对症给予保肝、抑酸、增强免疫力等对症治疗，复查纤维胃十二指肠镜检查提示：胃窦、幽门溃疡性病变（A），性

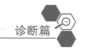

质待定，Carcinoma 待除外，若病理阴性，建议治疗后短期复查，萎缩性胃炎，胃窦大弯凹陷（B），性质待定，炎症可能大；病理示：腺体中、重度异型增生，局部恶变，炎细胞浸润，溃疡；腺体萎缩，见黏膜肌，炎细胞浸润。目前患者病情无明显变化。2016 年 2 月 2 日就诊于上海东方肝胆医院行肝穿刺活检，病理示（病理号 160908）：神经内分泌癌（NEC），免疫组化：CK19（++），HER-2（-），CK20（-），Dog-1（-），VI（-），CD117（-），P53（+++），ginase（-），GS（-），CK18（+），Ki-67（50%+），CAM5.2（+），SMA（-），Hep-1（-），CgA（++），Gly-3（-），Syn（+），CD34（-）。

2016 年 2 月 5 日于北京某医院复核胃镜病理（病理号 H86968）：低分化腺癌，Lauran 分型肠型。肝脏穿刺病理（病理号 H87111）：转移性低分化大细胞型神经内分泌癌。后我院病理科对两次胃镜病理结果进行会诊（病理号 H1600631）：癌，符合神经内分泌癌，第一次胃镜病理免疫组化：CEA（+），CDX-2（-），CD56（±），Syn（+），Ki-67（90%+），第二次胃镜病理免疫组化：CEA（+），CDX-2（-），CD56（±），Syn（+），Ki-67（80%+）。

2016 年 2 月 5 日于北京某医院行 ^{18}F-FDG PET/CT 显像：胃窦癌，肝多发转移，主动脉弓旁及左肺门、胃窦周围、胃左动脉旁、胰腺后方、腹膜后（至左肾下极水平）多发淋巴结转移，T4 左侧椎弓根及横突、L2 棘突骨转移。2016 年 2 月 15 日经北京某医院多学科会诊考虑无手术机会，于内科行 EP 方案化疗 1 周期，具体用药为：依托泊苷 100 毫克 d1~d3，顺铂 120 毫克 d2，并予唑来膦酸抗骨转移治疗，后出院。

病例分析

肿瘤标志物在临床上被广泛应用于恶性疾病的预测、诊断及预后监测，种类多样化，包括蛋白质、RNA、DNA 等，其中以血清蛋白为基础的种类在临床上应用最为广泛。但是，由于其存在假阳性及假阴性，在一定程度上可能会对诊断起到误导作用，尤其在患者临床信息较少的情况下。而肿瘤标志物在不同人群中的诊断准确性存在一定差异，研究表明不同肿瘤标志物在不同人群中的灵敏度和特异性存在差异，为50%～90%。临床上存在部分患者肿瘤标志物升高但无症状，针对这部分亚健康人群，如何选择合适的手段进行精确地诊疗尤为重要。[18]F – FDG PET/CT 显像作为一种分子影像学诊疗技术，对恶性病变的诊断具有较高的价值，经常被应用于肿瘤的诊断、分期、再分期及预后监测等。

本例患者 2 个月前行胃镜、肠镜，结果提示未见明显肿瘤征象，近期体检后肿瘤标志物多项升高，进一步行[18]F – FDG PET/CT 显像后，提示了腹腔病变，进一步行肝脏 MR 确认了肝脏多发占位病变，并会诊胃镜病理，最终确定诊断胃窦癌，肝多发转移，主动脉弓旁及左肺门、胃窦周围、胃左动脉旁、胰腺后方、腹膜后（至左肾下极水平）多发淋巴结转移，T4 左侧椎弓根及横突、L2 棘突骨转移，进行了化疗治疗。

付蔷等通过对 183 例受检者行[18]F – FDG PET/CT 显像，183 例患者中发现至少有一项肿瘤标志物升高，但无症状，发现[18]F – FDG PET/CT 显像具有一定的诊断价值，以及较高的病理符合性。共有 43 例患者得到阳性影像学诊断，经过病理或随访认证，34 例患者为真阳性患者，即约1/5 的人受益于[18]F – FDG PET/CT 显像。美国国立综合癌症网络（NCCN）2001年公布的肺癌治疗指南中，^{18}F-FDG PET/CT 显像的诊断价值也具有较高的认可。单纯肿瘤标志物检测对肺癌诊断的灵敏度、特异性及准确率相对较低，而在与^{18}F-FDG PET/CT 显像结合后可以明显提高预测肿瘤疾病方面的诊断效能。CEA、CA199 和（或）CA242 升高的人群具有较高的诊断阳性率，并且在多种肿瘤标志物升高的情况下，其阳性率会更高。因此当多项肿瘤标志物升高时，若出现 CA242 或 CA724 升高时，应推荐行^{18}F-FDG PET/CT 显像进一步检查。针对单项肿瘤标志物升高的情况，仅有部分 CEA 升高的人群可以从^{18}F-FDG PET/CT 显像中受益。因此，推荐这部分患者有选择性地进行^{18}F-FDG PET/CT 显像，或患者可以选择其他更加便利的检查方式。周海中等研究 15 例单项 CA199 升高患者的^{18}F-FDG PET/CT 显像床资料后发现，恶性病变仅 1 例，其余 14 例均为良性病变，认为在 CA199 单项升高情况下应首选常规影像学检查及血糖监测，以排除良性疾病，必要时再行^{18}F-FDG PET/CT 显像，与本研究具有一致性。此外，某些肿瘤标志物的异常及升高也可能是一个危险因素。考虑到相应的高检出率，针对 CEA 或 CA242 升高的人群，强烈推荐行 ^{18}F-FDG PET/CT 显像。

📋 病例点评

当临床上遇到血清肿瘤标志物升高的患者，而其他影像学检查不能提供明确的诊断时，进行^{18}F-FDG PET/CT 显像是十分必要的，单纯肿瘤标志物检测对肺癌诊断的灵敏度、特异性及准确率相对较低，而在与^{18}F-FDG PET/CT 显像结合后可以明显提高预测肿瘤疾病方面的诊断效能，本例患者就是在单纯肿瘤标志物升高的情况下行^{18}F – FDG PET/CT 显像，明确了肿瘤的诊断及分期，可以为患者明确诊断并进一步制定治疗方案。

参考文献

周海中，段钰，肖汉，等 . ^{18}F – FDG PET/CT 显像在血清 CA199 水平升高诊断中的应用价值 . 肿瘤学杂志，2015，21（4）：285 – 287.

039 ^{18}F – FDG PET/CT 显像在血管炎疾病诊断中的应用一例

📋 病历摘要

患者男性，63 岁，主诉：双膝关节、踝关节疼痛肿胀 4 个月，加重 5 天，病史：患者 4 个月前无明显诱因出现双侧膝关节、踝关节疼痛肿胀，伴活动受限，患者未系统诊治，间断口服止痛片止痛，具体药名和剂量不详。1 个月前患者感疼痛加重，同时出现腰痛，就诊于我院骨科门诊，查右膝关节 MR 平扫提示：右膝关节退行病变，髌上囊、关节腔积液，关节周围软组织肿胀，查腰椎 MR 平扫提示：腰椎退行性变、L3 ~ S1 间盘变性膨出，患者未系统诊治。7 天前患者感胸痛胸闷，就诊于当地医院循环科，心脏超声提示心包积液，血沉 99mm/h，建议就诊于上级医院风湿免疫科。今为求进一步系统诊治，收入我院风湿免疫科。患者病来无发热头痛，无口干眼干及光过敏，无口腔溃疡和脱发，无双手遇冷变白变紫变红，饮食可，睡眠差，尿频尿急，近 3 个月体重下降 12 公斤。

既往史：否认高血压、冠心病、糖尿病病史。肿瘤家族史：无。无吸烟史。无饮酒史。

患者入院后完善相关检查：

血红蛋白浓度 105g/L，红细胞比积测定 0.332L/L，血清天门冬氨酸氨基转移酶测定 13U/L，血清前白蛋白测定 PA 12.30mg/dL，血清白蛋白测定 ALB 33.7g/L，肌酐测定 48μmol/L，血清胱抑素 C 测定 1.14mg/L，血清肌酸激酶测定 32U/L，血脂分析 0.83mmol/L，血浆活化部分凝血活酶时间 47.6s，血浆纤维蛋白原 6.21g/L，抗链球菌溶血素 O 测定 418.30IU/ml，C 反应蛋白测定 82.40mg/L，白蛋白 47.2%，α_1 球蛋白 16.2%，α_2 球蛋白 211.1%，γ 球蛋白 20.7%，免疫球蛋白（IgA）定量测定 4.73g/L，单项补体测定（C4）0.57g/L，血浆 D – 二聚体测定 1.79μg/ml（FEU），神经元特异性烯醇化酶测定 17.36ng/ml，血清白介素 6 测定 33.26pg/ml。余离子、心肌酶、凝血、肿瘤坏死因子、甲功甲炎、尿常规、抗中性粒细胞胞浆抗体、抗环瓜氨酸肽抗体等均未见明显异常。

骨关节扫查彩色多普勒超声常规检查诊断意见：双踝关节周围软组织增厚，左内踝伴积液；右腕关节滑膜增厚，右手近端指间关节及掌指关节滑膜增厚，骨侵蚀（具体如上所述）。左腕关节滑膜增厚，左手近端指间关节及掌指关节滑膜增厚，骨侵蚀（具体如上所述）。

骶髂关节 CT 平扫（64 排）诊断意见：双侧骶髂关节退行性变。经直肠、前列腺、精囊超声检查诊断意见：前列腺结石或钙化，双精囊回声减低。

肺部 HRCT（64 排）诊断意见：双肺微小结节影，随诊观察，双肺陈旧性病变，心包积液，左肾改变，请结合腹部检查。

肝、胆、脾、胰彩色多普勒超声诊断意见：胆囊壁胆固醇结晶；左肾多发结石伴局部积液。

左下肢动脉彩色多普勒超声 + 图文报告诊断意见：左侧下肢动脉硬化，下肢动脉斑块及斑点形成，足背动脉管腔限局狭窄。右下肢动脉彩色多普勒超声 + 图文报告诊断意见：右侧下肢动脉硬化，下肢动脉斑块及斑点形成，足背动脉管腔限局狭窄。左下肢深静脉彩色多普勒超声 + 图文报告诊断意见：左侧下肢股－腘静脉未见异常。右下肢深静脉彩色多普勒超声 + 图文报告诊断意见：右侧下肢股－腘静脉未见异常。经胸超声心动图 + 心功能 + 图文报告诊断意见：心内结构及血流未见异常。静息状态下左室整体收缩功能正常。

现临床为排除肿瘤，来我核医学科行 ^{18}F – FDG PET/CT 显像。PET/CT 提示：1. 双侧锁骨下动脉及主动脉代谢增高影，多考虑炎性改变（图 107、图 108）；2. 双侧肩关节、双侧胸锁关节、双侧骶髂关节、双侧坐骨旁、双侧股骨旁、脊柱多个棘突旁及椎小关节、双侧膝关节及双侧踝关节、双足代谢增高影，双侧臀中肌代谢略增高，多考虑炎性改变；3. 双肺多发小结节影，无代谢增高，建议定期复查；右肺炎症改变；心包积液；4. 肝囊肿；左肾外形缩小伴多发囊肿及结石；结肠肝曲及乙状结肠代谢增高影，建议定期复查；腹膜后淋巴结显示；前列腺外形增大伴钙化灶，左侧叶代谢增高，请结合临床专科检查；双侧腹股沟淋巴结代谢增高，炎性改变不除外；5. 左侧颅骨局部骨质缺损，无代谢增高，多考虑良性改变；6. 视野内余部未见异常。

临床考虑患者为巨细胞动脉炎，应用激素或 IL – 6 治疗，同时加用缓解病情抗风湿药。予得保松 1 支临时肌注，IL – 6 拮抗剂雅美罗静点，加用来氟米特口服治疗。现患者无明显不适主诉，疼痛症状较前好转。

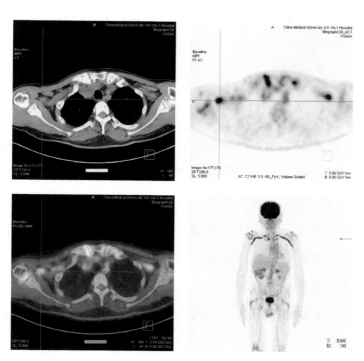

图107 ^{18}F－FDG PET/CT 显像示双侧锁骨下动脉代谢增高影，多考虑炎性改变

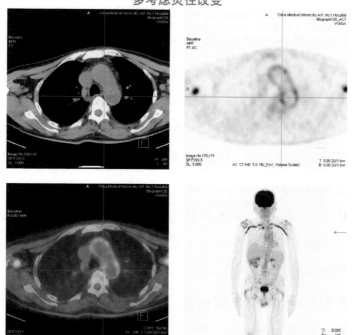

图108 ^{18}F－FDG PET/CT 显像示主动脉代谢增高影，多考虑炎性改变

病例分析

巨细胞动脉炎（giant cell arteritis，GCA）又称颞动脉炎，表现为主动脉及其主要分支的肉芽肿性炎症，主要累及起源于主动脉弓的分支动脉，但其他主动脉也可受累。发病年龄多在 50 岁以上，典型的三联征表现为颞部疼痛、间歇性下颌运动障碍和失明，但临床上大部分患者早期症状不典型，仅表现为发热、消瘦、乏力及关节和肌肉疼痛；无特异性实验室检查；多数患者来院时，或处于疾病早期无特征性临床表现或已有血管狭窄、栓塞或动脉瘤形成等晚期表现，因此需要寻找一种新的检查方法以期能快速、早期诊断 GCA。近年来^{18}F – FDG PET/CT 显像逐步被用于诊断 GCA。

GCA 属于大血管炎，目前临床诊断多采用 1990 年美国 ACR 的分类标准，但由于大部分患者早期缺乏特异性临床表现也无颞动脉受累，实验室检查没有特异性血清学指标，病理诊断也仅限于有颞动脉受累者，但颞动脉活检阳性率低，为有创性检查，患者不易接受、可操作性差，因此对早期或临床表现不典型者诊断及治疗较为困难。此外，血管炎往往表现为活动和慢性炎症的交替存在，在临床上大多只能采用 ESR、CRP 等炎症指标来评估疾病的活动与否，但是其与疾病活动的相关性和特异性均较差，正常水平并不能代表血管炎症已得到控制。GCA 一旦在后期出现血管壁纤维化、动脉瘤形成、血管狭窄或闭塞等不可逆改变大多治疗效果差，因此临床上需要有早期准确诊断和评估病情的有效方法。以往临床上大多采用彩色多普勒超声、数字减影血管显像（DSA）、CTA 磁共振血管造影（MRA）诊断大血管炎，但它们各自都有一定的局限性。大血管炎最常受累的部位是胸主动脉、锁骨下动脉，但由于解剖部位的特殊，彩超往往无法探及。DSA 属于侵入性检查，肾功能受损的患者检查有禁忌，而且不能发现血管壁早期炎症改变。CTA 对发现血管狭窄、闭塞、侧支循环及动脉瘤的形成有意义，但此时属炎症晚期，已呈不可逆改变。MRA 虽然能发现急性炎症时的管壁水肿，但不易区别狭窄与闭塞，并且需要使用钆来增加分辨率。^{18}F - FDG PET/CT 显像在监测血管炎急性活动期中要优于 MRA，其优势是把 CT 精确的解剖成像和 PET 的代谢显像相结合。^{18}F - FDG PET/CT 显像可以发现主动脉及其一级分支血管弥漫性糖代谢升高。

^{18}F - FDG PET/CT 显像可用于血管炎症活动期 GCA 的早期诊断，血管壁上炎症细胞代谢活性增加，摄取 FDG，而正常血管壁则不会摄取，据此^{18}F - FDG PET/CT 显像在血管结构发生改变之前，由于管壁的代谢异常就可以发现其炎症过程。^{18}F - FDG PET/CT 显像可以明确血管炎症病变部位，以往组织病理学检查被认为是诊断 GCA 的金标准，但它属于有创检查，患者大多不能接受。其次受到病变节段性分布、标本取材等因素影响可造成活检假阴性，此外有相当一部分患者无颞动脉累及。^{18}F - FDG PET/CT 显像可以通过发现代谢异常的血管壁确定病变范围，必要时可以为血管活检取材提供参考。本例患者 FDG 代谢升高部位都集中在主动脉及其一级分支动脉，这些都符合大血管炎常见的累及部位。

^{18}F - FDG PET/CT 显像可用于判断治疗效果。通过对比 GCA 患者治疗前后^{18}F - FDG PET/CT 显像可以发现，随着患者症状的好转或消失，其病变部位的 FDG 摄取会明显下降，且 SUVmax 也可下降，由此说明^{18}F - FDG PET/CT 显像可用来监测治疗效果。本例患者因经济问题治疗后均未复查。对明确诊断为 GCA 的患者可以在治疗前及治疗后一定时间段分别予^{18}F - FDG PET/CT 显像，可以根据 SUVmax 的变化判断病变的变化，由此提示 PET/CT 可

以用来评价疗效。

病例点评

临床早期诊断 GCA 具有一定难度，例如，本例患者在临床上均无典型的三联征，也缺乏大血管及颅内血管受累的相关临床症状，最终^{18}F – FDG PET/CT 显像发现双侧锁骨下动脉及主动脉代谢增高影，FDG 代谢升高，确诊为 GCA。对老年患者，出现发热、消瘦、头面及四肢躯干痛时需排除 GCA 可能，必要时可行^{18}F – FDG PET/CT 显像，治疗后可以应用^{18}F – FDG PET/CT 显像判断治疗效果。

040 ^{18}F – FDG PET/CT 显像在发热原因待查中的应用一例

病历摘要

患者男性，49 岁，主诉：皮疹 7 月余，再发 1 个月，发热 10 天。病史：患者 7 个余月前因"右臂皮疹，双手、双足疼痛伴乏力"就诊于我院风湿免疫科，诊断为"皮肌炎"，予营养肌肉、改善心肌等对症治疗后好转出院，1 个月前无明显诱因再发皮疹，表现为眶周、颈部、臀部、双肘、双手近端指间关节、掌指关节周围红色皮疹，略高于皮肤，偶尔瘙痒，同时双眼睑浮肿，双侧肘关节、指间关节、掌指关节肿痛，伴有全身乏力、头晕，偶尔伴有视物模糊及恶心，未吐。10余天前患者无明显诱因出现发热，体温波动于37~39.8℃，使用退热药后出汗，体温可恢复至正常，退热药维持3小时左右，伴有臀部及双下肢疼痛，乏力明显，行走略困难，遂就诊于当地医院，予头孢抗炎及退热治疗，上述症状未见明显改善，后就诊于中国医科大学附属第一医院急诊，完善白细胞计数WBC 7.56×10^9/L，粒细胞比率NE% 81.3%，降钙素原PCT 0.67ng/ml，予抗感染治疗，现患者颜面部皮疹有所消失，为求系统诊治入住中国医科大学附属第一医院风湿免疫科。患者病来精神状态一般，无咳嗽咳痰，自感胸闷，无呼吸困难，无喘息，小便基本正常，大便偶为稀水样便，带有黏液，近半年体重下降近20斤。

既往史： 糖尿病10个月，平时使用胰岛素控制血糖，20年前曾患有心肌炎，否认高血压、冠心病病史；肿瘤家族史：无；无吸烟史；无饮酒史。

入院后完善肺部HRCT：双肺间质性炎症可能大，治疗后复查。双肺及胸膜陈旧病变。脂肪肝。腹部超声：脂肪肝超声所见。经胸超声心动图+心功能：主动脉瓣退行性变，静息状态下左室整体收缩功能正常。左大腿MR平扫诊断意见：左侧大腿弥漫性肌肉片状高信号，符合皮肌炎改变，请结合临床。腹腔腹后壁淋巴结超声：腹腔腹后壁未见明显肿大淋巴结，双侧腹股沟淋巴结肿大，左侧皮质略增厚。盆腔CT平扫+增强：膀胱壁略厚。部分小肠略扩张积液。左侧髋部软组织改变，请结合临床及病史。浅表肿物超声：左大腿脂肪层及肌层水肿样改变。白细胞计数WBC 8.93×10^9/L，粒细胞比率NE% 77.8%。血清丙氨酸氨基转移酶测定55U/L，血清白蛋白测定33.5g/L。血清天门冬氨酸氨基转移酶测定65U/L，血清乳酸脱氢酶测定407U/L。血浆纤维蛋白原Fg 8.91g/L，血浆活化部分凝血活酶时间46.6s。血浆D-二聚体测定1.55μg/ml

（FEU）。C 反应蛋白测定 140.40mg/L。免疫球蛋白（IgM）定量测定 0.48g/L。单项补体测定（C_4）0.42g/L。抗 Ro-52 抗体 3+。感染结核 T 细胞检测（免疫斑点法）结果判定阳性。降钙素原 0.56ng/ml。癌胚抗原测定 8.94ng/ml，糖类抗原测定（CA153）28.60U/ml。

临床为判断左侧髋部软组织改变范围及性质行[18]F-FDG PET/CT，PET 示左侧臀部、左侧髋关节旁、左侧股骨上端肌肉 FDG 摄取弥漫增高，最大 SUV 为 10.9，相应部位 CT 示肌肉密度略减低影（图 109~图 111）。诊断意见：左侧臀部、左侧髋关节旁、左侧股骨上端肌肉代谢弥漫增高，炎性病变不除外，请结合临床及定期复查。

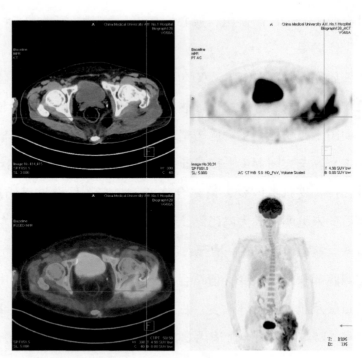

图 109 ^{18}F-FDG PET/CT 左侧臀部肌肉密度略减低影，
代谢增高，炎性病变不除外

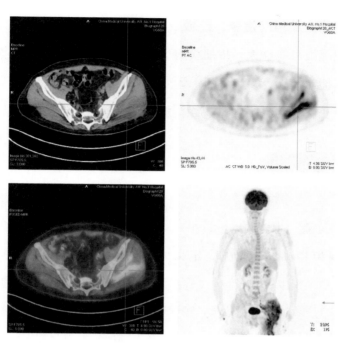

图 110 ^{18}F - FDG PET/CT 左侧髋关节旁肌肉密度略减低影，
代谢增高，炎性病变不除外

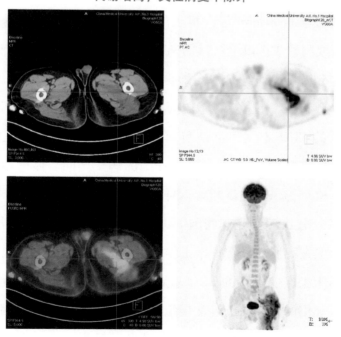

图 111 ^{18}F - FDG PET/CT 左侧股骨上端肌肉密度略减低影，
代谢增高，炎性病变不除外

结合病史及辅助检查，经感染科等多学科会诊，诊断考虑左大腿软组织感染可能性大，皮肌炎等，对症给予抗炎治疗并逐渐减量，降档及其他对症治疗，患者目前无发热，大腿疼痛较前减轻，肿胀消退，CRP 正常，无呼吸困难，无头痛头迷等其他不适主诉后出院。

病例分析

发热待查（fever of unknown origin，FUO）最早是 1961 年由 Petersdorf 和 Beeson 提出的，定义为体温超过 38.3℃，发热持续超过 3 周，并在入院 1 周后经过完整的病史询问、体格检查和常规实验室检查仍未能明确病因者。50 年来随着疾病谱的变化及临床检验与影像学技术的飞速发展，不少学者对 FUO 的定义陆续进行了改良，国外较为认可的有 1991 年 Durack 和 Street 提出的 FUO 定义：体温及热程与 Petersdorf 等人提出的定义不变，诊断时间修改为住院 3 天后或门诊 3 次以上就诊仍未明确诊断者，并将 FUO 患者按照免疫功能分为 4 型即经典型（即传统定义）、院内获得型、中性粒细胞减少型和 HIV 相关型。国内有 1998 年全国发热性疾病学术研讨会制定的 FUO 定义，也是目前国内较认可的标准即发热超过 38.5℃，热程超过 2～3 周，经过仔细的病史询问、体格检查及常规实验室检查仍未明确诊断者，对诊断时间未做明确规定。目前国内文献多引用 Petersdorf 和我国 1998 年发热性疾病学术研讨会上两种定义，但在我们的日常临床工作中，并不是严格遵循经典的 FUO 定义。临床工作中定义的 FUO 患者通常是长期发热，并且普遍地影响到了他们的生活，经过常规检查仍没有得到明确诊断者。引起 FUO 的病因是多方面的，相关研究得出引起 FUO 的病因达 200 多种，包括感染性疾病、肿瘤性疾病、结缔组织疾病，以及其他不明原因的疾病等，其中感染和肿瘤是主要原因。涂俊才等对我国 FUO 患者最新统计表明：感染性疾病占 46.2% ~ 50.5%，肿瘤占 6.3% ~ 27.4%，结缔组织疾病占 16.1% ~ 29.0%，其他占 2.4% ~ 12.8%，原因未明占 6.5% ~ 15.6%，由此得出，感染仍然是 FUO 的主要原因，但肿瘤性疾病及结缔组织疾病在 FUO 病因中占有相当重要的地位。

本例 FUO 患者为肌肉感染性疾病。^{18}F – FDG 在组织内摄取主要是基于细胞的葡萄糖代谢。它同葡萄糖一样，静脉注射体内后，首先通过葡萄糖运转蛋白跨膜转运至细胞内，但由于结构不同，不能参与糖代谢，最后滞留于细胞内，聚积于感染、恶性肿瘤和炎症等葡萄糖代谢旺盛的细胞内，其标记的 ^{18}F 被探测器捕获，从而显影、定位。这就为 ^{18}F – FDG 用于 FUO 的病因诊断提供了依据。^{18}F – FDG PET/CT 显像是 ^{18}F – FDG 功能代谢图像与 CT 解剖结构图像的结合，PET 与 CT 探测装置安装于同一机架，不仅可以显示葡萄糖高代谢灶的功能状态，而且能精确地显示微小病变，从而优于单独 PET 检查或 CT 检查。

与其他影像学检查相比，^{18}F – FDG PET/CT 还具有以下优势：①在器官组织出现形态学结构改变之前，可表现为 ^{18}F – FDG 的异常聚积，能早期发现病灶；②可以对常规影像学检出的病灶加以定性；③一次完成全身扫描，观察范围大，可发现隐匿的病灶。这些都决定了 ^{18}F – FDG PET/CT 在 FUO 患者的病因诊断中具有良好的灵敏度、准确率和特异度等。

Sheng 等在研究中入组了 48 例 FUO 患者，经 ^{18}F – FDG PET/CT 检查后，确诊了 36 例患者（75%），FUO 诊断的灵敏度为 89%，特异度为 33%。翟永志等研究表明：^{18}F – FDG PET/CT 显像对 FUO 患者的诊断准确率为 75.6%，灵敏度 100%，特异度为 44.1%，阳

笔记

性预测值为 69.8%，阴性预测值为 100%。本研究结果和目前文献报道的基本一致。SUVmax 作为反映病灶局部 FDG 摄取程度的半定量分析指标，是 ^{18}F - FDG PET/CT 显像最重要的参数，不仅可以客观反映葡萄糖代谢率，减少人为因素对诊断结果的判断，而且对恶性病灶的鉴别也有一定的作用。^{18}F - FDG PET/CT 不仅可以通过 SUVmax 的大小来鉴别良恶性疾病，还可以指导病理学活检来协助诊断。

在 FUO 中各类疾病 PET/CT 表现分析文献较少，FUO 患者中，良性病变中肿大淋巴结大小及代谢程度明显小于恶性肿瘤；良恶性疾病可合并脾肿大，代谢增高及骨骼部位代谢增高，良性疾病合并脾肿大及骨骼部位代谢增高机理文献报道较少，可能与机体发热后代谢增高所致反应性改变有关；但恶性肿瘤患者中合并脾肿大、代谢增高及骨骼部位代谢增高发生率及代谢增高程度远高于感染性疾病及风湿免疫性疾病。

^{18}F - FDG PET/CT 显像的准确性与病变性质及大小有关。若在患者接受 ^{18}F - FDG PET/CT 显像前已经应用抗生素或者激素等药物，抑制或减轻了病灶的炎症反应，或使病变缩小，从而不易显像，造成假阴性结果。对部分淋巴结病变、结节病及结核感染灶等炎症病灶，炎症细胞糖酵解明显增加，磷酸己糖旁路由于吞噬作用被激活，比基础值增加 20 ~ 30 倍，^{18}F - FDG 代谢异常增高，^{18}F - FDG PET/CT 显像上可能表现出肿瘤样的高代谢灶，很难区分其良恶性，就容易出现假阳性结果。此外，患者自身的生理性摄取也可造成假阳性结果。

🔟 病例点评

FUO 的诊断对临床医生仍是巨大的挑战，鉴于 ^{18}F - FDG PET/

CT 显像对 FUO 的诊断具有快速、无创、良好的灵敏度和特异度等特点，可以为临床医师提供下一步诊疗策略，建议针对经过全面检查和正规抗感染治疗效果不佳的患者，可尽早行[18]F – FDG PET/CT 显像检查。

参考文献

1. 涂俊才，周平，李晓娟，等. 500 例不明原因发热患者临床病因分析. 中国医学科学院学报，2015，37（3）：348 – 351.

2. Sheng Z K，Ye J，Li J J，et al. Utility of fluorodeoxyglucose positron emission tomography/computed tomography in patients with fever of unknown origin diagnosed as lymphoma. Med PrincPract，2014，23（5）：437 – 442.

04.1 ^{18}F – NaF PET/CT 骨显像在恶性肿瘤骨转移诊断中的应用一例

病历摘要

患者女性，40 岁，主诉：右乳癌术后 4 个月。病史：患者自述 2017 年 3 月 1 日发现右乳肿物，于我院乳腺外科就诊超声示肿物 3.1cm×1.9cm×2.8cm，2017 年 3 月 9 日于我院乳腺外科行右乳及右腋窝淋巴结穿刺活检术，病理示：（右乳肿物 A）浸润性导管癌（Ⅱ级），（右腋窝肿物 B）见癌浸润成分；免疫组化提示 B：CK5/6（–）；ER（＋50%）；PR（＋50%）；C – erbB – 2（0）；P63（–）；E – cadherin（＋）；Ki – 67（80% ＋）；P120（＋）；GATA – 3（＋），病理号 B0718182。2017 年 3 月 22 日始于我院乳腺外科行新辅助 CE

方案化疗 4 周期，具体用药：环磷酰胺 1.0g d1，法码新 130mg d1，同时联合诺雷德 3.6mg 每 4 周皮下注射 + 口服依西美坦 25mg/日内分泌治疗。化疗结束时间 2017 年 6 月 14 日，评效 SD，2017 年 7 月 11 日在我院乳腺外科行右乳改良根治术，术中见左乳肿物约 1cm × 1cm × 1cm，术后分期，右乳癌术后（$ypT_1N_1M_0$，ⅡA 期），术后自 2017 年 7 月 18 日始于乳腺外科行 T（泰索帝 100mg）方案化疗 4 周期，同时联合诺雷德 3.6mg 每 4 周皮下注射 + 口服依西美坦 25mg/日内分泌治疗。末次化疗时间为 2017 年 10 月 10 日。

2017 年 11 月 6 日为行放疗入我院放疗科。入院后行肝、胆、脾、胰彩色多普勒超声，诊断意见：肝内稍高回声，性质待定，请结合其他检查，胆囊壁略增厚；肝脏 MR 平扫 + 增强（3.0T）诊断意见：肝内多发占位性病变，肝癌伴肝内转移可能性大。肺部 CT 平扫（64 排）诊断意见：双肺小结节，随诊观察。双肺及胸膜陈旧性病变。纵隔及双肺门淋巴结肿大。部分椎体改变，转移？请结合相关检查。右乳术后，请结合临床病史。超声引导下肝脏穿刺活检。病理结果回报：P63（－）；ER（5% 弱 +）；PR（40% 弱 +）；C－erbB－2（0）；E－cadherin（+）；GATA－3（部分 +）；CD117（灶状 +）；Dog－1（－）；CD34（－）；GPC－3（±）；Hepatocyte（－）；Ki－67（90% +）；CK（+）；Vimentin（－）；ynaptophysin（部分 +）；CD56（部分 +）；ChromograninA（部分 +）。诊断意见：（肝穿刺活检）转移癌，结合病史及免疫组化结果，符合伴神经内分泌分化的浸润性乳腺癌来源。因患者病情进展，考虑肝转移、骨转移，故转入肿瘤内科进一步治疗。目前情况：现患者饮食、睡眠一般，时有腹胀，呃逆，二便正常，无明显周身骨痛，体重无明显变化，ECOG 评分 2 分。

既往史： 否认高血压、冠心病、糖尿病病史。

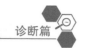
入肿瘤内科完善相关检查，2017 年 11 月 21 日血细胞分析：白细胞计数 $5.64 \times 10^9/L$，粒细胞计数 $4.14 \times 10^9/L$，血红蛋白浓度 $111g/L$，血小板计数 $178 \times 10^9/L$。肝功：血清丙氨酸氨基转移酶测定 92U/L，血清天门冬氨酸氨基转移酶测定 94U/L。纤维蛋白（原）降解产物测定 44.95μg/ml。血浆 D – 二聚体测定 10.51μg/ml（FEU）。予以异甘草酸镁注射液 200mg，注射用门冬氨酸鸟氨酸 7.5g，日一次，静脉滴注保肝，注射用复合辅酶 200U 静脉滴注保护心脏，氯化钾缓释片 1.5g，日三次，口服补钾治疗。2017 年 11 月 23 日行 GP 方案化疗，具体为：吉西他滨 1.6g d1 d8，顺铂 40mg d1，30mg d2，50mg d8。同时予欧赛止吐治疗，泮托拉唑保胃治疗。化疗过程平稳，无明显不适及异常主诉。

临床为判断骨转移情况行 ^{18}F – NaF 骨 PET/CT 显像，图像所见（图 112 ~ 图 115）：颅骨左缘、右侧颞骨、双侧肱骨上端、左侧第 6 前肋、左侧第 11 后肋、第 2 胸椎、第 4 胸椎、第 7 胸椎、第 11 胸椎、第 2 腰椎、左侧髂骨、右侧髋臼、右侧股骨中下段、左侧股骨下端、左侧胫骨上端多发显像剂分布增浓区，余部全身骨骼显像剂分布基本对称、均匀，未见确切异常显像剂分布区。诊断意见：全身骨骼多发骨代谢增高，考虑为恶性病变骨转移。

临床诊断：右乳癌（$rT_1N_1M_1$ IV 期，肝转移，多发骨转移，脑转移）2017 年 11 月 23 日行 GP 方案化疗，具体为：吉西他滨 1.6g d1 d8，顺铂 40mg d1，30mg d2，50mg d8。同时予欧赛止吐治疗，泮托拉唑保胃治疗后出院。

病例分析

骨骼是许多恶性肿瘤远处转移好发部位之一，最常见的原发肿

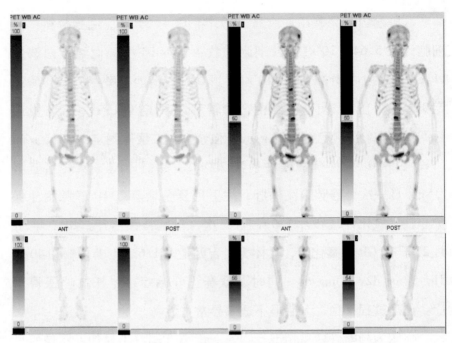

图 112　$^{18}F-NaF$ PET/CT 骨显像全身骨骼多发骨代谢增高，
考虑为恶性病变骨转移

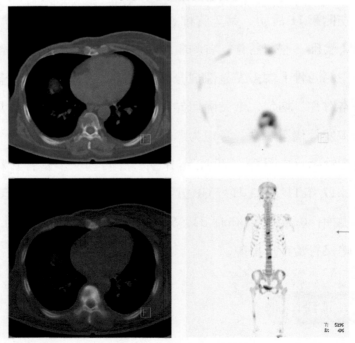

图 113　$^{18}F-NaF$ PET/CT 骨显像胸椎椎体骨代谢增高，
考虑为恶性病变骨转移

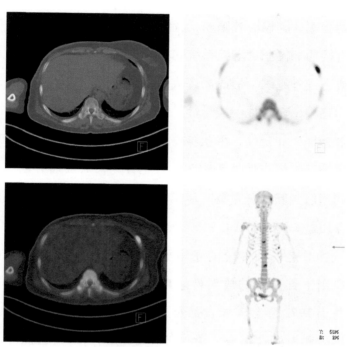

图 114　^{18}F – NaF PET/CT 骨显像左侧肋骨骨代谢增高，
考虑为恶性病变骨转移

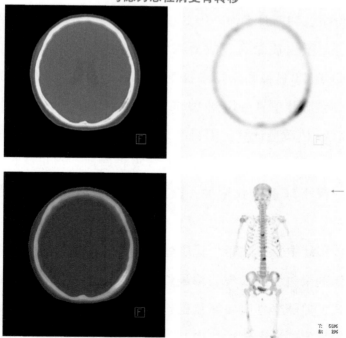

图 115　^{18}F – NaF PET/CT 骨显像颅骨左缘骨代谢增高，
考虑为恶性病变骨转移

瘤为前列腺癌、肺癌、乳腺癌、肾癌等，约占 85%。恶性肿瘤细胞可经由直接局部侵犯、淋巴系统和血液循环等途径转移至周边邻近骨组织或远处骨组织，形成局部或广泛的转移。骨转移瘤的形态学特征分为三种，溶骨性、成骨性、混合性。多数骨转移瘤骨质破坏表现为溶骨性，如肾癌、甲状腺癌等；也有一些骨转移瘤表现为成骨性骨质破坏或混合性骨质破坏。有无骨转移对肿瘤分期、确定治疗方案和预后判断十分重要，尽早发现、及时治疗可以显著改善患者的生存质量。

$^{18}F-NaF$ 是一种传统的正电子显像剂，其半衰期为 110min，是最早应用于骨显像的放射性示踪剂，它由 Blau 于 1962 年首先提出，并于 1972 年被美国食品及药品管理局批准用于临床。骨组织由有机质和无机盐组成，无机盐主要为羟基磷灰石晶体，静脉注射 $^{18}F-NaF$ 后，血管外的 ^{18}F 直接与羟基磷灰石晶体的羟基交换，共价结合到新骨表面。因其在血液中大部分直接被红细胞运输，较少与蛋白质结合，故血浆清除率快，成像质量高。$^{18}F-NaF$ 骨 PET/CT 显像临床指南提到 $^{18}F-NaF$ 静脉注射成人剂量为 $5\sim10mCi$，肥胖患者可用到 10mCi，小儿在 $0.5\sim5mCi$ 范围内按 $0.06mCi/kg$ 体质量计算。因肾小球可滤过 ^{18}F，但 ^{18}F 可被肾小管重吸收，且随肾小球滤过率的降低重吸收增加。当机体处于缺水状态时，肾小球重吸收增加，因此患者在检查准备时应尽量多饮水。

骨转移灶中骨质破坏与骨质修复往往同时存在，在骨质修复处骨显像剂聚集增加表现为浓聚灶，这是大多数骨转移灶的显像表现形式，但随着骨质破坏范围扩大达到显像分辨率水平时，病灶周边的显像剂浓聚与病灶中心骨质破坏处的显像剂稀疏缺损可同时出现。依据不同的肿瘤特性，骨质破坏和修复程度也不同，这些因素综合决定显像的具体所见。^{18}F – NaF 骨 PET/CT 显像能在一次扫描中同时获得病灶的解剖信息和代谢信息情况，提供多元、直观地诊断信息，是一种优于骨扫描的新的骨显像技术，能够更加灵敏、准确地评价骨转移情况，从而改变部分患者的临床分期和治疗方案。此外，^{18}F – NaF 骨 PET/CT 显像在肿瘤领域以外也有一定的应用价值。

乳腺癌是女性最常见的恶性肿瘤之一，大约 70% 的患者最终会出现骨转移，其中成骨性骨转移约占 20%，本例患者为乳腺癌术后患者。乳腺癌骨转移灶以多发、不规则性分布为特征，常见于中轴骨，如脊柱、患侧肋骨和胸骨，本例患者为全身骨骼多发骨质破坏，不规则分布，主要位于中轴骨。^{18}F – NaF 骨 PET/CT 显像主要用于乳腺癌患者的临床分期、术前评估、治疗后随访和预后评估等。Piccardo 等对 32 例乳腺癌骨转移患者进行了 ^{18}F – NaF 骨 PET/CT 和 ^{18}F – FDG PET/CT 显像比较，发现 ^{18}F – NaF 骨 PET/CT 对骨转移灶检测的灵敏度为 100%，高于 ^{18}F – FDG PET/CT（72%），^{18}F – FDG PET/CT 显像中 SUV 平均值等指标与乳腺癌骨转移患者的总体生存率相关性良好，对判断预后有一定的价值，而 ^{18}F – NaF 骨 PET/CT 则无相关性。Yoon 等对 9 例可疑骨转移的乳腺癌患者进行了多种显像比较，^{18}F – NaF 骨 PET/CT、^{18}F – FDG PET/CT、传统骨扫描检测出的阳性骨转移灶分别为 49 处、20 处和 25 处；^{18}F – NaF 骨 PET/CT 检测骨转移灶的敏感度、特异性、阳性预测值和阴性预测值分别为 94.2%、46.3%、57.7% 和 91.2%，^{18}F – NaF 骨 PET/CT 显像阳性的 49 处骨转移灶中大多数表现为成骨性骨质破坏（45/49，91.8%），只有 4 处为溶骨性骨质破坏。因此，研究者认为，^{18}F – NaF 骨 PET/CT 显像探测乳腺癌成骨性骨转移灶明显优于 ^{18}F – FDG PET/CT 显像和传统骨扫描。Capitanio 等对 45 例乳腺癌患者进

239

行了^{18}F – NaF 骨 PET/CT 显像、^{18}F – FDG PET/CT 显像分析，共发现 244 个骨骼病灶，^{18}F – NaF 骨 PET/CT 显像灵敏度、特异性、阳性预测值、阴性预测值分别为 91.67%、76.19%、81.48%、88.89%；^{18}F – FDG PET/CT 灵敏度、特异性、阳性预测值、阴性预测值分别为 75.00%、99.00%、99.00%、77.78%。对于成骨性改变，^{18}F – NaF 骨 PET/CT 显像灵敏度高达 99.00%，尤其是对位于脊柱和肋骨的病灶诊断价值较高，灵敏度分别为 100% 和 96.23%，但其特异性并不高，因此需要与以硬化表现为主的良性骨病进行鉴别。骨良性肿瘤及骨瘤样病变可通过测量 SUV 值或延迟显像等方法与恶性骨肿瘤相鉴别。另外，45 例患者中有 3 例（6.6%）^{18}F – FDG PET/CT 显像阴性而在^{18}F – NaF 骨 PET/CT 显像上有阳性表现，这些患者因此改变了治疗方案。本例患者检查前怀疑有多发肝脏转移，临床行此检查为进一步判断分期，检查结果提示多发骨转移，为下一步治疗方案提供重要信息。

病例点评

本例患者为乳腺癌术后，临床检查发现肝内多发占位性病变，并穿刺证实了肝脏多发转移，急需评估全身骨骼情况，以明确分期，^{18}F – NaF 骨 PET/CT 显像提示全身骨骼多发骨代谢增高，考虑为恶性病变骨转移。明确分期后正确决定了下一步治疗方案。^{18}F – NaF 骨 PET/CT 显像有良好的摄取速度及血浆清除率，PET/CT 实现功能及解剖融合，对于恶性肿瘤骨转移有较高的诊断效能。

参考文献

1. Piccardo A, Puntoni M, Morbelli S, et al. ^{18}F – FDG PET/CT is a prognostic

biomarker in patients affected by bone metastases from breast cancer in comparison with ^{18}F – NaF PET/CT. Nuklearmedizin, 2015, 54（4）: 163 – 172.

2. Yoon S H, Kim K S, Kang S Y, et al. Usefulness of ^{18}F – fluoride PET/ CT in breast cancer patients with osteosclerotic bone metastases. Nucl Med Mol Imaging, 2013, 47（1）: 27 – 35.

3. Capitanio S, Bongioanni F, Piccardo A, et al. Comparisons between glucose analogue 2 – deoxy – 2 – （18F） fluoro – D – glucose and 18F – sodium fluoride positron emission tomography/computed tomography in breast cancer patients with bone lesions. World J Radio, 2016, 8（2）: 200 – 209.

04.2 ^{18}F – FDG PET/CT 显像在脾脏原发恶性肿瘤诊断中的应用一例

病历摘要

患者女性，58 岁，以"左上腹不适十余年，加重半个月"为主诉入院。半个月前左侧躯体受外伤（撞击门框）后，上腹疼痛加重，伴后背放散，自服止痛片可缓解，患者近半个月有乏力消瘦，体重下降约 5 斤。

查体：左肋下触痛，肝脾未触及，移动性浊音阳性。

实验室检查：WBC：4.37×10^9/L，PLT：180×10^9/L，RBC：3.96×10^{12}/L，HB：118g/L，其中淋巴细胞计数偏低。肿瘤标志物检测发现 CA125 增高为 57.18U/ml（正常值范围：0 ~ 35U/ml）。

腹部 CT 提示：脾脏内见一等密度灶，中心区低密度，大小约 5.4cm×7.0cm，CT 值 49HU；增强扫描动脉期见多发大小不一类圆形低密度灶，边缘强化，CT 值 55HU；门脉期及延迟扫描病灶与周围脾实质相比呈低密度。后行 PET/CT 进行进一步诊断及分期，提示（图 116～图 118）：脾脏内可见团块状 FDG 摄取增高影，SUVmax 为 13.7，CT 示相应部位等密度肿块影，最大横截面积约为 7.3cm×6.5cm；PET 示脾脏内另见两处结节状 FDG 摄取增高影，最大 SUV 分别为 4.5、3.6，相应部位 CT 未见异常密度影。临床初步诊断为脾占位性病变，恶性淋巴瘤可能性大。遂全麻下行开腹探查、脾切除术，术中见腹腔内少量不凝血，约 100ml，脾脏下极可

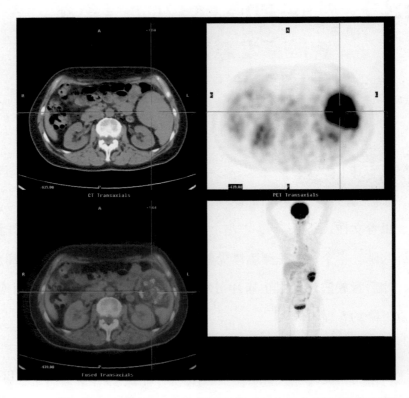

图 116　PET 横断面及 MIP 图显示脾脏下极团状 FDG 摄取异常浓聚影，
CT 示相应部位软组织肿块影

笔记

见肿瘤，大小约 5cm×5cm×4cm，肿瘤为实质性，呈暗红色，表面局部可见坏死并有少量出血，大网膜包裹脾下极，脾脏其他部位还可见多个同样性质肿瘤，大小为 1～2cm。术后病理大体可见：脾脏大小约为 16cm×9cm×5cm，已剖开，可见一直径约为 8cm 暗红实变区，质中；镜下所见（图 119）：瘤细胞呈圆形、椭圆形或梭形，异型性明显，排列成索条状或相互吻合的血管腔；免疫组化提示：CD34（＋）、CD31（＋）、CK（－）、P639（＋）、Vim（＋）、Ki－67（约 80%）、CD68（＋）；病理诊断为（脾）血管肉瘤。

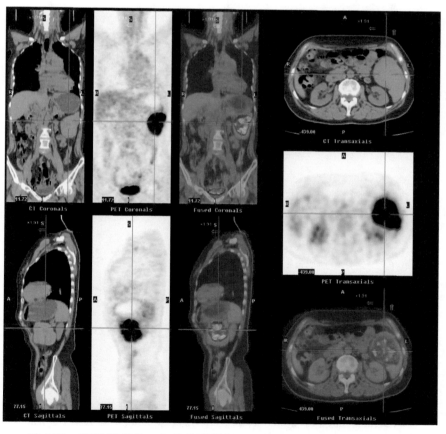

图 117　PET 冠状位、矢状位及横断面显示脾脏下极团状 FDG 摄取异常浓聚影，CT 示相应部位软组织肿块影

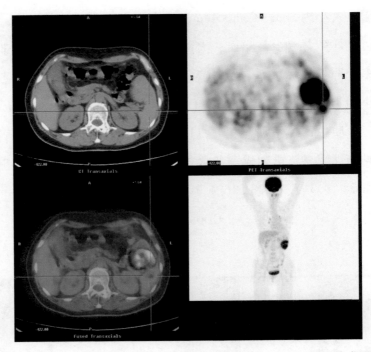

图 118　PET 横断面及 MIP 图示脾脏另见局灶性结节状 FDG 摄取
异常浓聚影，CT 示相应部位软组织结节影

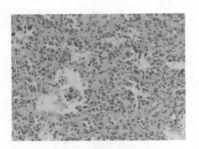

图 119　镜下可见瘤细胞呈圆形、椭圆形或梭形，异型性明显，
排列成索条状或相互吻合的血管腔（HE，×200）

病例分析

原发性脾血管肉瘤是一种容易出现转移、预后极差的罕见恶性
肿瘤，由 Langhans 在 1879 年首次报道，其起源于脾索毛细血管内
皮或脾血窦内皮，发病多为老年人，男性居多，多认为与放化疗、

接触过氧化物二氧化钍及砷有关。临床多表现为脾迅速增大，伴左上腹痛，约 1/4 发生自发性脾破裂，可伴有消瘦、贫血，肿瘤常广泛转移至肝、肺、骨和淋巴结。早期手术切除是首选治疗措施，术后辅以适当的放疗和化疗，本病恶性程度高，进展迅速，预后差，一般在一年内死亡，所以其早期、准确诊断显得尤为重要，PET/CT 葡萄糖代谢显像作为目前最常用的分子影像，能够直观、无创地反映肿瘤葡萄糖代谢情况，凭借其在肿瘤早期诊断、分期、疗效评价等方面独特的优势，已经得到了越来越广泛的应用。但脾血管肉瘤 FDG PET/CT 显像国内尚未见报道。作为一种高度恶性的脾原发肿瘤，其葡萄糖代谢明显增高，故 PET/CT 表现为 FDG 摄取异常浓聚，定量数据表现为较高的 SUVmax，但某些常见脾恶性肿瘤亦有同样影像表现，如脾淋巴瘤和脾转移瘤，这两种恶性肿瘤多为全身恶性肿瘤脾脏局部表现，PET/CT 全身扫描有助于鉴别诊断。

本病例因脾占位行 FDG PET/CT 显像，发现脾脏多发占位，葡萄糖代谢增高，提示恶性病变可能性大，未提示其他病变，经病理确诊为脾血管肉瘤，是十分罕见的临床疾病，不容易诊断，需要多种影像检查手段相结合，FDG PET/CT 有助于早期明确诊断及分期，但最后的确诊还需病理诊断。

📋 病例点评

本病例为多灶性原发性脾血管肉瘤，血管肉瘤作为一种高度恶性的脾原发肿瘤，在 ^{18}F – FDG PET/CT 上表现为显著高代谢。临床工作中脾脏多以转移瘤为常见，尤其是本病例中病变为多发，尤其需要与转移瘤鉴别，PET/CT 的全身扫描帮助排除了其他原发肿瘤。另外血液系统疾病导致的脾脏糖代谢增高改变也值得关注，但该情况下脾脏改变多表现为弥漫性。

治疗篇

04.3 ^{131}I治疗Graves'甲状腺功能亢进症一例

病历摘要

患者男性，39岁。以"心慌2周、消瘦2个月"为主诉来核医学科门诊就诊。

现病史：患者于近两周出现心悸症状，平静时心率可达140次/分。近2个月无明显诱因体重下降15斤。患者病来一般状态可，精神状态可，无明显乏力，无声音嘶哑，饮食、二便、睡眠

笔记

可。近两周内未服用过含碘丰富的食物。

既往史： 无。

体格检查： T：36.4℃，P：126 次/分，R：14 次/分，BP：116/82mmHg。一般状态可，神志清，营养中等，结膜无苍白，皮肤巩膜无黄染。甲状腺Ⅱ°大，质软，无压痛。颈部及锁骨上区未触及淋巴结，发音正常。双肺呼吸音清，未闻及干湿啰音。心音有力，律齐，各瓣膜听诊区未闻及病理性杂音。腹平软，无压痛，肝脾肋下未触及，肠鸣音 3 ~ 5 次/分。四肢活动可，无肿胀。

辅助检查：

血清游离三碘甲状腺原氨酸测定 FT_3 15.92pmol/L，血清游离甲状腺素测定 FT_4 20.26pmol/L，血清促甲状腺激素测定 TSH 0.030mIU/L，血清抗甲状腺微粒体抗体测定 TPOAb 10.23IU/ml，血清抗甲状腺球蛋白抗体测定 TGAb 5.93IU/ml。钙测定 Ca 2.32mmol/L。TRAb 9.43mIU/L。甲状腺 ECT：甲状腺双叶增大，摄取功能增强。W（g）= 30.2。摄碘率实验结果：2h 15%，4h 40%，24h 72%。

血常规、肝功、肾功、心电图均正常。

处置： ^{131}I 3.3mCi，口服。

病例分析

格雷夫斯病（GD）是一种自身免疫性疾病，是由于患者体内产生抗促甲状腺激素受体抗体（TRAb）刺激甲状腺细胞上的 TSH 受体，从而引起甲状腺激素生成和释放增多所致。GD 是甲亢的最常见原因，此类甲亢称为格雷夫斯甲亢。

我国一项流行病学调查显示：6 周岁以上社区人群格雷夫斯甲

亢的患病率为 0.282%。另一项前瞻性研究显示对轻度碘缺乏、碘充足和碘过量地区的 14 周岁及以上人群格雷夫斯甲亢的患病率分别为 1.4%、1.3% 和 1.1%，患病率和发病率与碘摄入量无关。

格雷夫斯甲状腺功能亢进为临床常见病和多发病，发病率在我国呈上升趋势，而其诊治规范与否直接关系到临床疗效。目前临床治疗甲亢的方法主要有三种：核医学[131]I 治疗、内科药物治疗和外科手术治疗，其中[131]I 治疗具有简便、治疗效果好、不良反应少等优点，已广泛被美国等国家采用作为大多数成年格雷夫斯甲亢患者的首选治疗方案。

格雷夫斯甲亢的诊断标准如下：1. 甲状腺毒症所致高代谢的症状和体征。2. 甲状腺弥漫性肿大，少数病例可以无甲状腺肿大。3. 血清 TSH 浓度降低，血清甲状腺激素浓度升高。4. 眼球突出和其他浸润性眼征。5. 胫前黏液性水肿。6. TRAb 或甲状腺刺激性抗体阳性。7. 甲状腺摄[131]I 率升高或核素显像提示甲状腺摄取功能增强。以上标准中，前三条为诊断必备条件，后四条可进一步为病因确定提供依据。临床也存在 GD 引起的亚临床甲亢，此类患者可以没有明显症状，血清 TSH 降低，而甲状腺激素水平正常。部分格雷夫斯甲亢患者同时伴有高滴度的血清抗甲状腺球蛋白抗体（TGAb）和抗甲状腺过氧化物酶抗体（TPOAb），提示可能并存慢性淋巴细胞性甲状腺炎。本例患者符合诊断条件中的前三条且 TRAb 升高，故诊断为格雷夫斯甲亢。

诊断格雷夫斯甲亢时应注意与以下疾病鉴别：

（1）与甲状腺炎致甲状腺激素释放入血所致的甲状腺毒症的鉴别。与 GD 甲亢类似，甲状腺炎也可有临床甲状腺毒症症状和血清甲状腺激素水平升高等表现。鉴别诊断主要依靠病史、体征、摄碘率、甲状腺 ECT 显像和血清 TRAb 检测等。

笔记

（2）与自主功能亢进性甲状腺腺瘤鉴别。鉴别诊断时应注意GD甲亢的特殊体征如伴浸润性突眼和胫前黏液性水肿；如有明显甲状腺单发或多发结节，则考虑自主功能亢进性甲状腺腺瘤的可能性大。此外，甲状腺核素显像是鉴别诊断的重要依据之一，自主功能亢进性甲状腺腺瘤在甲状腺核素显像中可呈单发或多发"热"结节。

（3）与甲状腺激素抵抗综合征、垂体病变等引起的甲状腺毒症相鉴别。

使用^{131}I治疗格雷夫斯甲亢时，^{131}I的剂量方案主要有3种：个体化剂量法、半固定剂量法、固定剂量法。个体化剂量法：根据甲状腺质量和摄碘率进行计算。通常每个甲状腺组织的计划剂量范围为2.59~4.44MBq/g。^{131}I的剂量可按照如下公式计算^{131}I(MBq)＝[计划量(MBq/g)×甲状腺质量(g)]/[最高摄碘率或24h摄碘率(%)]。此外还有一些因素会影响剂量，治疗前应合理评估。增加剂量的因素有：甲状腺较大和质地较硬；年龄大、病程较长、长期ATD治疗效果不佳；有效半衰期较短；第一次^{131}I治疗疗效差或无效；伴有严重合并症的患者。减少剂量的因素有：年龄小、病程短、甲状腺重量小；未接受过治疗的患者；经过1次^{131}I治疗后症状明显缓解，疗效显著，但未痊愈；有效半衰期较长者。本例患者结合其临床资料及辅助检查结果，套用公式，给予^{131}I 3.3mCi口服治疗，并建议患者^{131}I治疗后1个月、3个月、半年复查，如病情较重、症状变化较大时，应根据需要随时就诊。

病例点评

格雷夫斯甲亢的3种治疗方法ATD、^{131}I治疗和手术均有效，并相对安全，但各有利弊。^{131}I治疗可以作为成人格雷夫斯甲亢的首选治疗方法之一。^{131}I 治疗尤其适用于下述情形：对 ATD 过敏或出现其他不良反应；ATD 疗效差或多次复发；有手术禁忌证或手术风险高；有颈部手术或外照射史；病程较长；老年患者（特别是有心血管疾病高危因素者）；合并肝功能损伤；合并白细胞或血小板减少；合并心脏病等。在格雷夫斯甲亢合并慢性淋巴细胞性甲状腺炎的患者中，RAIU 增高者可以进行 ^{131}I 治疗。^{131}I 治疗格雷夫斯甲亢的禁忌证包括：妊娠、哺乳；GD 患者确诊或临床怀疑甲状腺癌（此时首选手术治疗）；不能遵循放射性治疗安全指导。在未来 6 个月内计划妊娠的女性也不适用 ^{131}I 治疗。此外，育龄期女性在 ^{131}I 治疗前应注意排除妊娠。

利于格雷夫斯甲亢临床评估的辅助检查包括：血清 TSH 和甲状腺激素、甲状腺自身抗体、摄碘率、甲状腺核素显像、颈部超声检查、心脏评估的相关检查、血细胞分析、肝功能和血清离子检测、骨密度测定等。

^{131}I 治疗时还应注意：口服 ^{131}I 前至少禁食 2h 以上，服 ^{131}I 后应少量饮水，2h 后可进食。口服 ^{131}I 后避免揉压甲状腺，注意休息，预防感染，避免劳累和精神刺激。^{131}I 治疗后有时可出现一过性放射性甲状腺炎而导致甲亢症状加重的显像，此时可给予对症治疗。育龄妇女 ^{131}I 治疗后半年内应采取避孕措施；服 ^{131}I 后 2 周内避免与婴幼儿及孕妇长时间近距离密切接触。

笔记

044. ^{131}I 治疗分化型甲状腺癌——清甲治疗一例

病历摘要

患者男性，29 岁。以"甲状腺癌术后 4 个月"为主诉入院。

现病史：患者于 4 个月前（2017 年 12 月）因发现甲状腺结节，于我医院行全甲状腺切除 + 改良型颈侧淋巴结清扫，术中见左叶中部 2cm 结节，局部与神经粘连，术后病理提示左叶病灶乳头状癌，L – LA（3/4）、L4 – L4B（2/3）考虑为淋巴结转移癌，R（0/3）、L2（0/2）、L3（0/3）、L5（0/3）考虑为淋巴结组织。患者术后恢复良好。术后开始口服优甲乐 125μg/d 治疗，现为求进一步清除残留甲状腺，拟行第 1 次 ^{131}I 治疗入院。现已按照门诊医嘱停服优甲乐 3 周，禁碘 2 周。患者病来一般状态可，精神状态可，无明显乏力，无声音嘶哑，饮食、二便、睡眠可，病后体重无明显下降。

既往史：甲状腺癌术后 4 个月。

体格检查：T：36.4℃，P：76 次/分，R：14 次/分，BP：107/77mmHg。一般状态可，神志清，营养中等，结膜无苍白，皮肤巩膜无黄染。颈部弧形术痕愈合良好，甲状腺未触及，颈部及锁骨上区未触及淋巴结，发音正常。双肺呼吸音清，未闻及干湿啰音。心音有力，律齐，各瓣膜听诊区未闻及病理性杂音。腹平软，无压痛，肝脾肋下未触及，肠鸣音 3～5 次/分。四肢活动可，无肿胀。

专科查体：颈部弧形术痕愈合良好，甲状腺未触及肿物，颈部及锁骨上区未触及淋巴结，发音正常，无饮水呛咳。

辅助检查：

碘甲状腺静态显像：颈前甲状腺位置处碘代谢增高影，考虑为残留腺体显影。

甲状腺及双颈部淋巴结三维多普勒超声检查：甲状腺术后，甲状腺区未见明显包块；颈正中低回声，不除外甲状腺锥状叶残留或淋巴结；右颈部淋巴结肿大（超声结构未见明显异常）；左颈部淋巴结显示。

血清甲状腺球蛋白测定 TG 0.28ng/ml。钙测定 Ca 2.10mmol/L。血清游离三碘甲状腺原氨酸测定 FT_3 1.92pmol/L，血清游离甲状腺素测定 FT_4 7.26pmol/L，血清促甲状腺激素测定 TSH > 100mIU/L，血清抗甲状腺微粒体抗体测定 TPOAb 70.83IU/ml，血清抗甲状腺球蛋白抗体测定 TGAb 10.92IU/ml。

肝功、肾功、血常规、尿常规、便常规、心电图、肺 CT 均未见异常。

处置：给予^{131}I 50mCi 口服。

病例分析

甲状腺癌是最常见的内分泌系统恶性肿瘤，其发病率已列入恶性肿瘤发病率的前 10 位，占全身恶性肿瘤的 1.1%。甲状腺癌发病率与性别相关，男女发病比例约为 1:3。甲状腺癌死亡率低，约占所有肿瘤死亡的 2‰，与其他恶性肿瘤相比，大多数的甲状腺癌预后较好。近年来，尽管甲状腺癌发病率不断上升，但死亡率却在降低。文献报道，甲状腺癌 5 年相对生存率高于 95%，这也与甲状腺癌早期诊断和及时有效的治疗有关。

分化型甲状腺癌（DTC）是指起源于甲状腺滤泡上皮细胞的恶性肿瘤，主要包括甲状腺乳头状癌（PTC）和甲状腺滤泡状癌（FTC）。大多数 DTC 进展速度缓慢，近似良性病程，10 年生存率高，但某些组织学亚型，例如，PTC 的柱状细胞型、高细胞型、实体亚型、弥漫硬化型和 FTC 的广泛浸润型等较容易出现甲状腺腺外侵犯、血管侵袭和远处转移，这些组织亚型的复发率高，预后相对较差。

[131]I 已成为 DTC 术后治疗的主要手段之一。[131]I 治疗 DTC 依据治疗的主要目的可分为清甲治疗，即采用[131]I 清除术后残留的甲状腺组织；清灶治疗，即采用[131]I 清除手术不能切除的 DTC 转移灶。

对于 DTC 术后的患者应根据病理结果，综合评估是否有甲状腺周围组织侵犯、淋巴结转移、远处转移等，根据评估结果确定患者是否需要进行清甲治疗。对存在癌组织周围组织明显侵犯（术中可见）、淋巴结转移或远处转移的患者需行清甲治疗。肿瘤较小（最大径≤1cm），没有周围组织的明显侵犯、淋巴结转移及其他侵袭性特征时可不推荐行[131]I 清甲治疗，但为了方便随诊，如果甲状腺已全切，也可行[131]I 清甲治疗，清甲治疗后在随访中可以通过血清甲状腺球蛋白（TG）及[131]I WBS 的结果了解 DTC 复发或者转移情况。本例中的患者术中见左叶病变直径 2cm，局部与神经粘连，且术后病理提示存在淋巴结转移，故需在术后行清甲治疗。

一般情况下清甲剂量可给予[131]I 1.11～3.7GBq。一项多中心临床研究提示，对于非高危甲状腺全切术后的 DTC 患者用 1.11GBq 与 3.7GBq [131]I 进行清甲治疗，疗效无明显差异。当患者出现以下状况时，如残留手术未切除的 DTC 组织、伴淋巴结或远处转移，且患者拒绝手术或无法手术的、全甲状腺切除术后不明原因血清

TG 水平升高者，清甲治疗同时应兼顾清灶治疗，此时可给予^{131}I 剂量为 3.7 ~ 7.4GBq。结合本例中的患者手术记录及术后病理，给予^{131}I 50mCi 治疗。

TSH 水平是甲状腺癌复发及病死率重要影响因素，研究显示 TSH 水平升高时甲状腺癌复发和死亡率也升高。因此甲状腺癌术后或清甲治疗后通常需要 TSH 抑制治疗，所谓 TSH 抑制治疗是指应用甲状腺激素将 TSH 抑制在正常低限或低限以下、甚至检测不到的程度。TSH 抑制治疗的作用主要体现在两个方面：1. 补充 DTC 患者所缺乏的甲状腺激素；2. 抑制 DTC 细胞生长。此治疗方法可明显降低甲状腺癌复发和死亡的危险、提高患者的 5 年生存率、改善患者的预后。TSH 抑制治疗一般于^{131}I 治疗后 1 ~ 2 天后开始补充甲状腺素，国内通常选择优甲乐。TSH 抑制治疗期间应监测血 TSH 水平，并根据患者的复发危险度分层，以及 TSH 抑制治疗的不良反应风险来决定 TSH 抑制的水平，具体标准见下表 1：

表 1 基于双风险评估的分化型甲状腺癌患者 TSH 抑制治疗目标（单位：mU/L）

治疗不良反应风险	分化型甲状腺癌复发危险度			
	初诊期高、中危	初诊期低危	随访期高、中危	随访期低危
高、中危	< 0.1	0.5 ~ 1.0	0.5 ~ 1.0	1.0 ~ 2.0
低危	< 0.1	0.5 ~ 1.0	< 0.1	0.5 ~ 2.0

🩺 病例点评

DTC 术后^{131}I 清甲的意义重大，主要体现在：（1）利于随访。^{131}I 可清除手术残留或无法切除的甲状腺组织，清甲治疗后 DTC

患者进行血清甲状腺球蛋白监测有助于判断疾病复发转移情况，此外清甲治疗提高^{131}I全身显像诊断摄碘性DTC转移灶的灵敏度；（2）清甲是清灶治疗的基础。术后残余的正常甲状腺组织对^{131}I摄取要高于DTC病灶，清甲治疗有助于提高清灶治疗时DTC转移灶的摄碘率；（3）有利于DTC术后的再分期。清甲后的^{131}I显像发现颈部淋巴结转移甚至远处转移灶的敏感性提高，有助于DTC的分期和风险分层，指导后续的治疗及制定随访计划；（4）治疗潜在的DTC病灶。清甲治疗的同时对残存的DTC细胞也有清除作用，包括隐匿的微小癌病灶、隐匿转移灶等。手术、^{131}I清甲治疗、TSH抑制三种治疗联合使用使DTC的复发率和死亡率明显降低，10年总体生存率可达90%以上。

^{131}I清甲治疗前的评估十分重要，应注意评价残留腺体组织的多少，如发现残留组织过多，应建议先再次手术，切除残留甲状腺组织，以提高清甲治疗的效果，降低不良反应。如在清甲治疗前的评估中发现可采用手术方法切除的DTC转移灶应先行手术切除。对残留腺体较多的患者清甲治疗时要注意预防因放射性损伤而产生的颈前水肿，可给予糖皮质激素缓解症状或预防水肿，常用的方法是口服泼尼松，15～30mg每日，连用7天左右。清甲治疗后短期不良反应包括：乏力、颈部肿胀和咽部不适、唾液腺肿痛、恶心、呕吐、上腹部不适等，多数治疗后的不良反应可自行缓解。文献报道，治疗后给予酸性食物、嚼口香糖、按摩唾液腺等方法，可减轻^{131}I对唾液腺的辐射损伤。一般在口服^{131}I 1天内开始含服酸性食物或维生素C，连续3天。

清甲治疗1～3个月应进行门诊随访，对甲状腺激素、TSH、TG、TGAb水平进行监测，及时了解甲功的变化，调整甲状腺素剂量，将TSH控制至相应的抑制水平。及时评价TG水平，评价病情变化。定期进行颈部超声及颈部淋巴结超声检查评价淋巴结情况。在^{131}I 治疗半年左右，可进行清甲治疗的疗效评估。评估前应停用甲状腺激素 2 ~ 3 周。评价时应行^{131}I 甲状腺显像或血清 TG 检测。如^{131}I 显像甲状腺床无放射性浓聚或停用 T_4 后刺激性 TG < 1 μg/L 则可认为清甲治疗成功。如清甲成功且未发现转移仍应每年随访1 次，对甲状腺激素、TSH、TG、TGAb 水平进行监测，定期进行肺 CT、颈部超声等检查，若发现转移，应尽早采取清灶治疗、手术治疗等措施。

参考文献

中华医学会核医学分会 . ^{131}I 治疗分化型甲状腺癌指南（2014 版）. 中华核医学与分子影像杂志，2014，(4)：264 – 278.

04.5 ^{131}I 治疗分化型甲状腺癌——清灶治疗一例

病历摘要

患者男性，21 岁。主诉：甲状腺癌 2 次术后 7 个月，第 1 次碘治疗后 5 个月。

现病史：患者于 9 个月前因颈部肿物于我医院行全甲状腺切除，淋巴结清扫，术后病理：（双侧）甲状腺乳头状癌，LR2（1/6）LR3(3/3) LR6(2/2) LR6B(2/2)：淋巴结转移癌，LR4（0/5）LR5(0/3)：淋巴组织增生。7 个月前发现淋巴结转移，再次手术，行淋巴结清扫术，术后病理为：LL2 淋巴结转移癌（1/11）；LL3 淋巴结转移癌（2/7）；LL4 淋巴结转移癌（4/8）；LL5B 淋巴结及脂肪组织（0/2），手术后恢复良好，术后已进行 ^{131}I 治疗 1 次，剂量 150 毫居。后继续口服优甲乐 137.5μg/d 治疗，近 2 个月现发现 TG 升高，为求进一步诊治，拟行第 2 次 ^{131}I 治疗入院。已停服优甲乐 3 周，禁碘 2 周。患者病来一般状态可，精神状态可，无明显乏力，无声音嘶哑，饮食、二便、睡眠可，病后体重无明显下降。

既往史：甲状腺 2 次术后 7 个月。

体格检查：T：36.4℃，P：76 次/分，R：16 次/分，BP：124/68mmHg。一般状态可，神志清，营养中等，结膜无苍白，皮肤巩膜无黄染。颈部弧形术痕愈合良好，甲状腺未触及肿物，颈部及锁骨上区未触及淋巴结，发音正常。双肺呼吸音清，未闻及干湿啰音。心音有力，律齐，各瓣膜听诊区未闻及病理性杂音。腹平软，无压痛，肝脾肋下未触及，肠鸣音 3～5 次/分。四肢活动可，无肿胀。

专科查体：颈部弧形术痕愈合良好，甲状腺未触及肿物，颈部及锁骨上区未触及淋巴结，发音正常，无饮水呛咳。

辅助检查：

第 1 次服碘 4 天后，全身碘显像诊断意见：颈前甲状腺位置处碘代谢增高，考虑为残留腺体显影可能性大；全身其他部位碘代谢未见异常，建议定期复查。

入院前，甲状腺及双颈部淋巴结三维多普勒超声检查诊断意见：甲状腺术后，未见明显异常回声，双颈部淋巴结显示。

入院前，肺部 CT 平扫（64 排）诊断意见：右肺多发微小结节，随诊观察。前上纵隔团块影，请结合临床。

入院前血生化检查，血清游离三碘甲状腺原氨酸测定 FT_3 <

257

1.5400pmol/L，血清游离甲状腺素测定 FT_4 5.6200pmol/L，血清促甲状腺激素测定 TSH > 100.0000mIU/L，血清抗甲状腺微粒体抗体测定 TPOAb 8.1600IU/ml，血清抗甲状腺球蛋白抗体测定 TGAb 7.7700IU/ml。血清甲状腺球蛋白测定 TG 252.00ng/ml。

血离子、肝功、肾功、血常规、尿常规、便常规、心电图、肺功能均未见异常。

处置： 给予 ^{131}I 200mCi，口服。

病例分析

分化型甲状腺癌（DTC）是指起源于甲状腺滤泡上皮细胞的恶性肿瘤，主要包括甲状腺乳头状癌（PTC）和甲状腺滤泡状癌（FTC）。

^{131}I 已成为 DTC 术后治疗的主要手段之一。^{131}I 治疗 DTC 依据治疗的主要目的可分为清甲治疗，即采用 ^{131}I 清除术后残留的甲状腺组织；清灶治疗，即采用 ^{131}I 清除手术不能切除的 DTC 转移灶。

DTC 患者可以出现淋巴结、肺、骨、神经系统等器官的转移，其中颈部淋巴结是 DTC 最常见的转移部位之一。锁骨上区、纵隔区是 DTC 淋巴结转移的好发部位，术后应定期监测。^{131}I 是治疗 DTC 淋巴结转移的有效方法之一。经过治疗后多数患者转移的淋巴结病灶得到有效控制，部分或大部分消失，甚至全部消失。对于单一的淋巴结转移病灶，指南建议采用手术切除。对于存在淋巴结转移的患者，应给予清灶治疗，给予 ^{131}I 剂量一般为 3.7 ~ 5.55GBq。

DTC 患者出现肺转移时，也应给予 ^{131}I 清灶治疗，^{131}I 剂量一般为 5.55 ~ 7.44GBq。通常多发小结节 ^{131}I 治疗效果较好，多数患者经过数次治疗后可以达到病灶消失、临床治愈的目的。部分体积较大结节的肺转移病灶治疗效果虽然不如多发小结节，但清灶治疗仍可以使转移灶体积缩小，甚至消失，临床病情得到明显缓解。因此，肺转移患者只要病灶能摄取^{131}I，就应建议行^{131}I治疗。需要注意的是个别双肺弥漫性转移的患者，经过多次治疗后可能出现肺纤维化，应注意调整^{131}I剂量。肺转移的患者治疗后应定期随访肺CT及血清甲状腺球蛋白，评估病情变化。

虽然^{131}I对DTC骨转移灶的治疗很难达到治愈效果，但可帮助患者稳定病情，缓解症状，提高生活质量，部分患者的转移病灶数量可减少或消失，故骨转移患者如病灶仍摄碘应考虑进行^{131}I治疗。对于孤立的有症状的骨转移灶可考虑外科手术切除。不能手术切除的疼痛病灶可以单独或联合采用^{131}I、血管内栓塞、外照射、射频消融、二膦酸盐药物治疗等治疗手段。

脑转移多见于进展期老年患者，预后差。外科手术切除是主要治疗手段。不论中枢神经系统转移灶是否摄碘，都应当首先考虑外科手术。^{131}I是治疗脑转移的方法之一，但治疗后可引起肿瘤周围组织的水肿，严重者可出现脑疝，威胁生命，治疗时可同时给予糖皮质激素减少、预防水肿。

清灶治疗半年后，应进行疗效评估。如血清TG持续下降，影像学检查提示治疗有效，则可考虑重复清灶治疗。若清灶治疗后血清TG仍持续升高，或影像学检查提示进展，或^{18}F–FDG PET发现新增的高代谢病灶，应重新评估后续^{131}I治疗的必要性。DTC患者经手术治疗和成功的清甲治疗后，TSH抑制状态下血清TG浓度低于$1\mu g/L$则考虑为完全缓解。对于此类患者，仍需要定期随访，随访中重点检测血清TG的变化。如TSH抑制状态下TG$>5\mu g/L$，应行^{131}I全身显像。如果发现转移病灶应进行^{131}I清灶治疗。如果没有发现病灶，且TG$<10ng/L$时密切观察病情变化，密切随访。对随

访中血清 TG > 10ng/L 的患者，即使影像学检查未发现病灶，可经验性给予 3.7 ~ 7.4GBq 经验性治疗。

病例点评

清灶治疗是治疗 DTC 转移灶的重要手段。此例患者肺 CT 及血清 TG 都提示可能出现 DTC 肺转移的情况，因此应行清灶治疗。对于肺转移的患者应给予 ^{131}I 5.55 ~ 7.4GBq 进行治疗。肺转移的患者治疗后应定期随访肺 CT 及血清甲状腺球蛋白，评估病情变化，观察血清 TG 水平的变化，若治疗有效则可进行重复治疗。一般来说，再次清灶治疗选择在 6 ~ 12 个月以后，需要结合患者的身体状况及病情需要综合考虑。多次重复治疗时，还应注意对于双肺弥漫转移者有出现肺纤维化的可能，必要时应调整剂量。

046 ^{89}Sr 治疗恶性肿瘤骨转移一例

病历摘要

患者男性，62 岁。于 2018 年 4 月 1 日以"肺癌发现骨转移 2 个月"为主诉入院。

入院情况：患者 2 个月前因骨痛于海城中医院行 CT 检查，发现右侧髋臼多发低密度伴骨质破坏，肺 CT 提示左肺占位，于鞍山市肿瘤医院穿刺，病理提示：肺腺癌（病理号：181603）。2018 年 3 月 20 日于我院行全身骨静态显像提示全身多发骨转移改变（图

120）。现拟^{89}SrCl$_2$治疗入院。患者病来精神状态可，无明显乏力，饮食、二便、睡眠可，病后体重无明显下降。

查体：T：36.3℃，P：86 次/分，R：14 次/分，BP：130/80mmHg。神志清，营养中等，结膜无苍白，皮肤巩膜无黄染。双肺呼吸音清，未闻及干湿啰音。心音有力，律齐，各瓣膜听诊区未闻及病理性杂音。腹平软，无压痛，肝脾肋下未触及，肠鸣音3~5次/分。四肢活动可，无肿胀。

辅助检查：2018 - 3 - 30 白细胞计数 WBC 7.62 × 10^9/L，淋巴细胞计数 1.82 × 10^9/L，粒细胞计数 5.25 × 10^9/L。癌胚抗原测定 CEA 39.30ng/ml。肝功、肾功、凝血均正常。

入院诊断：骨继发恶性肿瘤。

诊断经过：患者入院前已完善^{89}SrCl$_2$相关检查，无^{89}SrCl$_2$治疗禁忌，予第 1 次^{89}SrCl$_2$治疗，剂量 148MBq，治疗期间观察 1 天未出现明显不良反应后出院。

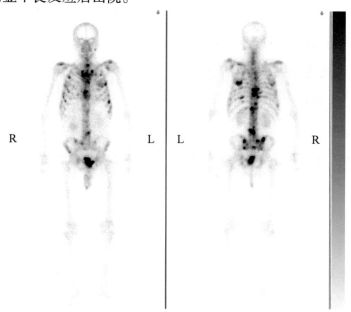

图 120　该患者治疗前行全身骨静态显像提示全身多发骨转移改变

病例分析

骨转移是常见的晚期癌症患者的并发症，60%～90% 的晚期癌症患者出现骨转移。顽固性疼痛和活动受限是骨转移肿瘤的主要症状，严重时还可出现功能障碍、病理性骨折、脊髓和神经压迫、截瘫、高钙血症等不良事件。疼痛如得不到缓解，会导致或加重患者的焦虑、抑郁，使患者的生活质量明显降低。肿瘤骨转移患者目前可以选择的治疗方法包括放射性药物靶向治疗、手术、外放射治疗，双膦酸盐、化疗、止痛药物等。

放射性药物靶向治疗可缓解疼痛，恢复功能，提高生活质量；预防和治疗骨相关的不良事件；控制肿瘤骨转移灶的进展，延长生存期。

氯化锶［^{89}Sr］治疗骨肿瘤的研究和应用已有数十年历史。^{89}Sr 物理半衰期为 50.5 天，骨组织中的射程约为 3mm。锶在元素周期表中与钙同族，其体内代谢特点与钙相似，因此当肿瘤细胞破坏骨组织，导致成骨修复更加活跃时，骨组织钙代谢增高，会浓聚大量的 ^{89}Sr。病变骨组织与正常骨组织的摄取比约为 2∶1～25∶1；^{89}Sr 在正常骨的有效半衰期约 14 天，在肿瘤骨转移灶内的有效半衰期在 50 天以上，因此可使病灶获得更高的辐射吸收剂量，以获得较好疗效。^{89}Sr 与骨显像用的显像剂 ^{99}Tc^m – MDP 体内的分布相似，^{99}Tc^m – MDP 骨显像可显示病变部位并同时估计 ^{89}Sr 在病灶中的摄取情况。

^{89}Sr 治疗前应注意该治疗的适应证及禁忌证。适应证：（1）诊断明确的多发性骨转移肿瘤，^{99}Tc^m – MDP 骨显像证实骨转移病灶处有浓聚。（2）原发性骨肿瘤未能手术切除或手术后有残留病灶或

笔记

伴骨多发转移者，骨显像证实病灶处有浓聚。（3）治疗前 7 天内的白细胞 $\geq 3.5 \times 10^9/L$，血红蛋白 $> 90g/L$，血小板 $\geq 80 \times 10^9/L$。禁忌证：（1）绝对禁忌证。妊娠或哺乳期患者。（2）相对禁忌证。血细胞计数明显降低是使用 ^{89}Sr 的相对禁忌证。本例患者有明确的肺癌病史，骨显像提示多发骨转移，且转移灶骨代谢提高，符合 ^{89}Sr 治疗的适应证。

患者在治疗前一般无需特殊准备。注射 ^{89}Sr 前后适量饮水，正常饮食；患者于治疗前 8 周内行全身骨显像；1 周内完成血常规和生化检查；双膦酸盐对 ^{89}Sr 疗效无负面影响，可同时应用。

^{89}Sr 活度常用剂量为 $1.48 \sim 2.22$ MBq/kg，成人每次一般为 148 MBq，通过静脉注射给药，注射时应缓慢注射，并于注射后用生理盐水冲洗，以避免 ^{89}Sr 注射液渗漏。

治疗时应注意： 在治疗前后 3 个月内患者应避免进行大视野放疗；在 ^{89}Sr 治疗前 4~8 周内、治疗后 6~12 周内患者应停用具有长效骨髓抑制作用的化疗药物；在 ^{89}Sr 治疗前应检测凝血功能以排除亚临床 DIC；治疗前应分析骨痛的原因，如肿瘤骨转移、脊髓压迫、肿瘤组织压迫等，对于非骨肿瘤导致的骨痛患者应排除；如受肿瘤侵犯的骨骼有一半以上的骨质被破坏，或伴有病理性骨折时，应避免单独使用 ^{89} Sr 治疗。

病例点评

^{89}Sr 治疗是治疗骨转移瘤的有效方案之一。治疗后应定期评价疗效。文献报道该治疗疼痛缓解率为 76%；完全缓解率为 32%。^{89}Sr 治疗不同肿瘤的骨转移时疗效无显著差异。有效的患者治疗后 1 周内约 64% 的患者出现疗效，治疗后 4 周内 90% 的患者出现疗

效，疼痛缓减一般可持续 3 个月左右。经 ^{89}Sr 治疗后患者生活质量可获得显著改善，文献报道其行为能力评分可提高 20% 以上。但也有少部分患者在 ^{89}Sr 注射后出现短暂的疼痛加重，也称反跳痛，通常发生在治疗后 1 周内，持续 1 周，此时可结合患者病情给予对症处理。少部分患者治疗后会出现骨髓抑制，多数程度不重。研究显示骨髓抑制与骨肿瘤病灶对骨髓的破坏、放化疗、患者的一般状况相关。治疗前还应评价患者出现病理性骨折、脊髓压迫的风险。对于高风险的患者，原则上不适宜单独使用 ^{89}Sr 治疗，因治疗后出现的局部放射性水肿有可能增加骨折或脊髓压迫风险。

047 敷贴治疗血管瘤一例

病历摘要

患儿男性，1 岁，"以中腹部红斑 1 年"为主诉于核医学科门诊就诊。

患儿自出生时可见中腹部黄豆粒大小红斑，未给予治疗。近半年来病变明显增大，突出皮肤表面，昨日于我院皮肤科就诊，诊断为草莓状血管瘤，现为求进一步治疗来我门诊。

查体：中腹部可见大小约 4.5cm×4cm 红斑，突出皮肤表面，压之不褪色。

处置：给予 ^{90}Sr - ^{90}Y 敷贴治疗 25Gy。

随访：3 个月随访可见患儿下肢红斑面积未继续增加，颜色变浅；半年后随访可见患儿皮肤表面红斑明显消退，变白（图 121）。

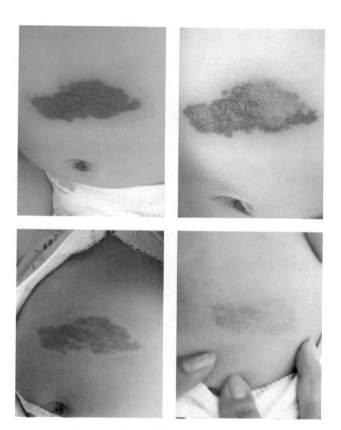

图 121　${}^{90}Sr - {}^{90}Y$ 敷贴治疗血管瘤

病例分析

　　皮肤血管瘤起源于中胚叶，是临床常见的良性肿瘤。该病婴幼儿的发病率约为2%，成人发病多系儿时未重视的结果。

　　皮肤血管瘤可分为鲜红斑痣、草莓状血管瘤及海绵状血管瘤。其中单纯性血管瘤又称草莓状血管瘤，是最常见的皮肤血管瘤，约占72%。绝大多数起病较早（7岁前），瘤体呈鲜红色或暗红色，压之不褪色，高出皮肤表面；形状多为圆形，边界清楚；质软；多单发，好发于面部、头、颈部、四肢和躯干，少数累及黏膜。

　　海绵状血管瘤是由发育异常的血管扩张、静脉窦样的血管腔和纤维性基质构成，其管腔和血窦不规则，胶原纤维排列混乱、分布不均。常在出生时或生后不久起病，逐渐进展，多在成年后停止。常位于皮下，皮肤平坦或隆起，表现为柔软富有弹性的皮下肿块，边界不清，且深浅不一，皮肤颜色可呈暗红色或深紫色。

若血管瘤同时具有单纯性血管瘤及海绵状血管瘤的特性，则可称之为混合性血管瘤，通常瘤体表面为单纯性血管瘤的特点，深层为海绵状血管瘤。治疗时，应根据具体情况制订治疗方案。

皮肤血管瘤的传统治疗方法有手术、激光、冷冻、浅表 X 线照射、平阳霉素、硬化剂等，这些方法都有一定的优缺点，有时不适合于幼儿患者。本例患者经皮肤科确诊为草莓状血管瘤，由于放射性核素进行皮肤血管瘤的治疗具有较高的治愈率，且后遗症、治疗费用少等诸多优点，患者最终选择了使用放射性核素敷贴治疗。

核素敷贴治疗最适合于单纯性血管瘤的患者，年龄越小治愈率越高，优点是操作简便，不留瘢痕，患者无痛苦，本例患者年龄 1 岁使用敷贴治疗将具有较高的治愈率。敷贴治疗通常方法如下：

1. 根据皮肤血管瘤的具体情况，可选用不同的敷贴器，例如，$^{90}Sr - ^{90}Y$ 敷贴器、公用 ^{32}P 敷贴器及专用 ^{32}P 敷贴器中的任何一种。

2. 将一张塑料薄膜紧贴治疗部位，描下病灶形态轮廓，测量出总病变面积；再把图案铺在橡胶上，按照病灶的轮廓，从中间剪出略大于病变 3～5mm 的空洞，将其放在病变处，暴露病灶，将敷贴器贴近病灶，即可按预定时间照射。

3. 照射通常采用分次小剂量法，以便于观察治疗效果，如果剂量偏大，应及时减少，修正治疗方案。每日一次（或隔日），连续照射 10 次为 1 个疗程，3 个月后未愈，可再行第 2 个疗程。对于单纯性血管瘤，分次小剂量治疗的照射剂量可参考下表 2。结合本例患者的年龄给予 25Gy。

表 2 不同年龄患者的治疗剂量

年龄（岁）	每次剂量（Gy）	总剂量（Gy）
<1	3 ~ 6	15 ~ 25
1 ~ 6	6 ~ 9	25 ~ 35
7 ~ 17	9 ~ 12	35 ~ 45
>18	12 ~ 15	45 ~ 55

如果采取单次大剂量，一般给 15 ~ 35Gy，1 个月后再敷贴一次。此外由于病种、病情、病程、年龄及个体差异等因素，治疗剂量应随之调整，应在前次治疗的基础上，及时调整剂量。通常经过 1 ~ 3 个疗程治疗后，80% 以上的患者可痊愈。

4. 当确定了总剂量及病灶面积后，可根据敷贴器的剂量率，计算出总照射时间及分次治疗每次的照射时间。

5. 治疗后 3 个月可评价疗效，此时血管瘤可出现面积缩小，颜色变浅的改变，如未痊愈，可再次治疗。

血管瘤经过核素敷贴治疗后，疗效判定标准分四级。

1. 痊愈：瘤体完全消失；

2. 显著好转：瘤体明显缩小，并停止生长；

3. 好转：治疗后瘤体缩小或停止生长，颜色不同程度的变浅；

4. 无效：瘤体无变化或继续生长。

疗效与患者的年龄、病程关系密切，瘤体越小，越早治疗，疗效越好，这可能与婴幼儿对辐射更加敏感有关。本例患者经过治疗后病变颜色明显减淡，变浅，停止生长，体积有所缩小。

文献报道，单纯性血管瘤行敷贴治疗的治愈率高达 98% 以上，是首选的治疗方法。对皮肤表面的血管瘤，采取敷贴治疗，会破坏和抑制浅层病变，同时还可使局部微血管发生闭塞、萎缩等退行性改变。敷贴照射治疗的主要优点包括 β⁻ 粒子的电离能力强，治疗效果好；β⁻ 粒子射程短，不对深部组织构成损伤；可以根据体表病灶

笔记

的大小、形状紧贴于病损处，适型治疗；无创，易于操作，尤其是婴幼儿容易接受；不良反应少见。

1个疗程结束后，应嘱患者及时复诊，3个月未痊愈者，或者复发者，可进行再次治疗，但通常不超过3个疗程。疗程结束后，一般每3个月随访1次，如无复发，可延长至6个月或12个月随访一次。在随访过程中，应详细描述治疗后症状及病变颜色、大小的变化情况，必要时可拍摄患部治疗前后照片，从而客观地判断疗效。

病例点评

敷贴治疗时应注意：多次小剂量法是指总剂量确定的条件下，分多次小剂量进行治疗。根据具体情况，每天一次，或隔天一次，特殊情况也可隔 2~3 天一次。

对于面积较大的病变，敷贴器一个视野不能一次照射者，可分多个视野治疗，或分次治疗。对于成年患者，一次治疗面积不建议大于 $200cm^2$；对于婴幼儿，应控制在 $100cm^2$ 以内。

治疗时，照射范围应稍微超出病灶边界 0.3~0.5cm，以避免出现边界效应。

治疗时，注意保护周围正常皮肤，适当进行屏蔽，减少不必要的照射。

治疗后减少局部刺激因素，避免搔抓；同时，避免用刺激性较强的洗涤品，保持皮肤清洁干燥。

$^{90}Sr - {}^{90}Y$ 敷贴器会发生衰变，为了保证使用过程中的安全性和有效性，应定期进行质量检测及表面辐射剂量率的校正。

参考文献

李亚明. 核医学教程. 第 3 版. 北京：科学出版社，2014：324.

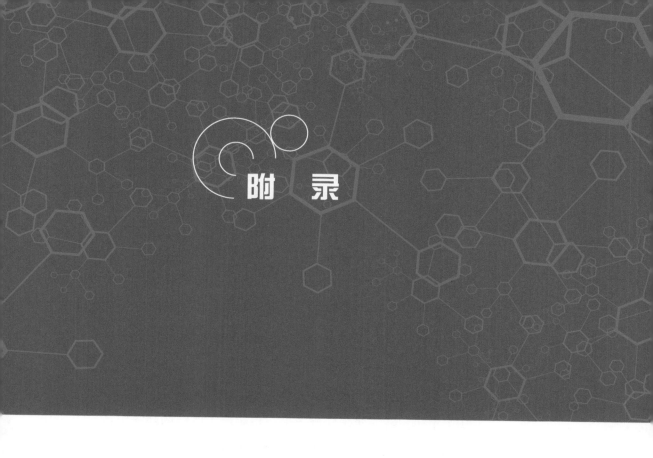

附　录

中国医科大学附属第一医院简介

　　中国医科大学附属第一医院（以下简称中国医大一院）是一所大型综合性三级甲等医院，也是一所具有光荣革命传统的医院。

　　医院的前身可以追溯到同时创建于1908年10月的福建长汀福音医院（原亚盛顿医馆）和沈阳南满洲铁道株式会社奉天医院。医院早期成长与中国共产党领导的革命进程紧密相连。1948年沈阳解放，医院接收了原国立沈阳医学院（前身为南满洲铁道株式会社奉天医院）。

　　1995年初，医院首创"以病人为中心"的服务理念，提出了一系列的创新与发展举措，成果引起国内外医疗界的瞩目，得到了中央领导肯定和同行的赞誉。医院的改革经验被推向了全国，对我国的医疗改革和医院管理产生了划时代的深远影响。

如今的中国医大一院以人才实力和技术优势，发展成为国内外知名的区域性疑难急重症诊治中心。作为辽宁省疑难急重症诊治中心，同时也是国家卫生健康委员会指定的东北唯一的国家级应急医疗救援中心和初级创伤救治中心，医院在抗击非典、抗击手足口病、防治流感、抗震救灾等重大突发事件中做出了突出贡献，受到国家和世界卫生组织的肯定和表彰。

2014年初，新一届领导班子进一步明确了医院的功能定位：以创建国家级区域医疗中心为目标，以改革为动力，围绕发展高新技术，推动学科发展，加强医院信息化建设，使门诊流程更为规范，改善病人就医体验，积极践行公立大医院的社会责任。

医院现建筑面积33.5万平方米，编制床位2249张，现有职工4350人，其中有中国工程院院士1人，教育部长江学者特聘教授3人，教授、副教授级专家545人，中华医学会专科分会主委（含名誉、前任、候任）9人，副主任委员5人。国家重点学科4个，国家重点培育学科1个，卫健委国家临床重点专科建设项目22个，荣获国家科技进步奖9项。医院全年门急诊量约342万人次，出院15万人次，手术服务量7万例，平均住院日8.19天。

2018年发布的复旦版《2017年度中国医院排行榜》中，医院综合排名全国第12名，连续9年位居东北地区第1名。

近年来，医院荣获全国文明单位、全国精神文明建设先进单位、全国卫生系统先进集体、全国文明示范医院、全国百佳医院、全国百姓放心示范医院、全国医院文化建设先进集体、全国医院有突出贡献先进集体等荣誉称号。

1941 年，毛泽东在延安为中国医大一院 14 期学员题词："救死扶伤，实行革命的人道主义"。它成为一代又一代中国医大一院人为之不懈奋斗的座右铭。传承百年，心系百姓，今天的中国医大一院正承载着辉煌的历史，沿着既定的航向，为建设国内一流医院的目标而努力奋斗！

中国医科大学附属第一医院核医学科简介

中国医科大学附属第一医院核医学科创建于 1959 年，是我国首批建设的核医学科。

中国医科大学附属第一医院核医学科现为博士点学科，国家重点（培育）学科，国家临床重点建设专科单位，中国医师协会核医学专业骨干师资培训基地，中华医学会核医学分会正电子药品制备备案工作示范科室，辽宁省重点学科，辽宁省临床重点专科及建设项目单位，中华医学会核医学分会 2014—2017 年度全国核医学"十佳护理单元"，中国医科大学附属第一医院 2017 年度"十佳科室""教学管理优秀科室"。

中国医科大学附属第一医院核医学科配置全球先进的 PET/CT、SPECT/CT、医用回旋加速器、小动物 PET、放射性药品合成和质检等大型设备，设置核素治疗门诊及专业的治疗病房，可进行体外分析及骨密度、^{131}I 甲状腺功能试验等。

中国医科大学附属第一医院核医学科拥有丰富的核医学分子影像诊断及核素靶向治疗的临床应用经验，牵头和参加编写国内多部行业规范和指南、临床应用指导原则、专家共识，主编"十一五""十二五"国家级规划教材。培养博硕士研究生 100 余名。承担国家及省部级课题多项，在国内外发表研究论文多篇，多次成功主办和承办国际和国内学术会议。科室在 2017 年复旦版《中国医院最佳专科声誉排行榜》专科声誉及专科综合排行榜中均名列第 7 名，连续四年蝉联全国核医学专科排行榜前十名，东北第 1 名，体现了在该专科领域的临床声誉和学术水平。科室经过几十年的发展，已成为人才梯队健全，医、教、研全面发展的科室。